こうしよう！
パーキンソン症候群の摂食嚥下障害

編著 国立精神・神経医療研究センター病院神経内科
　　 山本 敏之　村田 美穂

アルタ出版

執筆者一覧 (アイウエオ順)

臼井 晴美　　（独）国立精神・神経医療研究センター病院 看護師

織田 千尋　　（独）国立精神・神経医療研究センター病院身体リハビリテーション部 言語聴覚士

木村 百合香　（地独）東京都健康長寿医療センター病院 耳鼻咽喉科 医師

中山 慧悟　　（独）国立精神・神経医療研究センター病院身体リハビリテーション部 言語聴覚士

福本 裕　　　（独）国立精神・神経医療研究センター病院歯科 歯科医師

古澤 嘉彦　　（独）国立精神・神経医療研究センター病院 神経内科 医師

向井 洋平　　（独）国立精神・神経医療研究センター病院 神経内科 医師

村田 美穂　　（独）国立精神・神経医療研究センター病院 神経内科 医師

山本 敏之　　（独）国立精神・神経医療研究センター病院 神経内科 医師

若杉 葉子　　東京医科歯科大学歯学部附属病院高齢者歯科学分野 歯科医師

はじめに

　摂食嚥下ケアに携わる医療者の多くが、「パーキンソン症候群は難しい」と感じているのではないでしょうか。パーキンソン症候群では、摂食嚥下障害をスクリーニングする時期から重度の障害が現れる時期まで、患者の状態に合わせた対応が必要になります。運動機能が悪化する進行期には食事を摂ることが難しくなり、繰り返し誤嚥性肺炎を発症します。脳血管障害患者とは異なる対応を迫られることが多く、「どうしたら良いのか」と悩む場面が多いと思います。

　国立精神・神経医療研究センター病院では、パーキンソン症候群のあらゆる症状を良くしようと努めています。摂食嚥下ケアにも力を入れ、この10年の間に実施した嚥下造影検査は、パーキンソン病 約720件、レビー小体型認知症 約180件、進行性核上性麻痺 約200件、多系統萎縮症 約240件、大脳皮質基底核変性症 約60件になります。これらの情報を日常の診療に役立ててきただけでなく、講演や論文を通して世界に発信してきました。

　わが国には摂食嚥下リハビリテーションに関連した良書が多数ありますが、本書はパーキンソン症候群とその摂食嚥下障害を理解していただくことに主眼を置いています。タイトルは「こうしよう！パーキンソン症候群の摂食嚥下障害」として、執筆者たちが臨床の場で行っていることを盛り込み、読者もそれをすぐに実践できるような本を目指しました。

　本書には稀少疾患であるがゆえに、十分なエビデンスのない情報も掲載しています。それはこうした情報の中に明日からの臨床に役立つヒントがあると思うからです。本書を通じて、パーキンソン症候群の摂食嚥下障害についての理解が深まり、多くの患者から教えていただいてきたことを、皆様の手から患者へと還元していただけたら、望外のよろこびです。

　本書の出版にあたり、ともに働いた医師、歯科医師、看護師、言語聴覚士に心より御礼を申し上げます。そして、本書の出版のためにご尽力いただいたアルタ出版の皆様に感謝申し上げます。

2014年10月

国立精神・神経医療研究センター病院　神経内科医長　山本 敏之
神経内科部長　村田 美穂

目次

執筆者一覧 ———————————————— 2
はじめに ———————————————— 3

Ⅰ. パーキンソン症候群について知ろう

1. 神経変性疾患とは ……………………………………………………… 8
2. パーキンソン病、レビー小体型認知症 ………………………………… 10
3. 進行性核上性麻痺 ……………………………………………………… 18
4. 大脳皮質基底核変性症 ………………………………………………… 22
5. 多系統萎縮症 …………………………………………………………… 26

Ⅱ. パーキンソン症候群の摂食嚥下障害の特徴

1. 正常な嚥下 ……………………………………………………………… 34
2. 嚥下造影検査による評価 ……………………………………………… 38
3. パーキンソン症候群で注目すべき7つの所見 ………………………… 40
4. パーキンソン病、レビー小体型認知症の摂食嚥下障害の特徴 ……… 46

   Case Study 1 Off時の嚥下障害が強いパーキンソン病患者に対する
   アポモルヒネ皮下注の使用 …………………………………… 52

5. 進行性核上性麻痺の摂食嚥下障害の特徴 …………………………… 54
6. 大脳皮質基底核変性症の摂食嚥下障害の特徴 ……………………… 58
7. 多系統萎縮症の摂食嚥下障害の特徴 ………………………………… 60

Ⅲ. パーキンソン症候群の摂食嚥下障害への対応

1. 嚥下障害のスクリーニング ……………………………………………………………… 64
2. 服薬時の観察点、対処法 ………………………………………………………………… 68
   Case Study 2 咽頭での内服薬の停留がno-on現象の原因になった
   パーキンソン病患者 ………………………… 70
3. 歯科学的な問題への対応 ………………………………………………………………… 72
4. 食形態の調整 ……………………………………………………………………………… 78
5. 食事からみるパーキンソン症候群 ……………………………………………………… 86
6. 摂食嚥下障害のリハビリテーション …………………………………………………… 92

Ⅳ. 進行期のパーキンソン症候群患者への対応

1. 摂食嚥下障害を原因とした身体への問題 ……………………………………………… 100
2. 在宅療養での注意点 ……………………………………………………………………… 102
3. 胃瘻造設の有効性と問題点 ……………………………………………………………… 108
   Case Study 3 食道での内服薬の停留が日内変動の原因になった
   パーキンソン病患者 …………………………112
4. 誤嚥防止術 ………………………………………………………………………………… 114
   Case Study 4 誤嚥防止術が有効であった大脳皮質基底核変性症患者…118

Column	L-dopa test ──── 25	本書に登場するおもな疾患名と英文表記 ── 120
	脳深部刺激療法と嚥下運動 ── 51	索引 ──── 121
	咳嗽反射 ──── 57	
	咽喉頭異常感症 ──── 67	
	液体ととろみ ──── 91	
	歯と摂食嚥下 ──── 111	

I. パーキンソン症候群について知ろう

1. 神経変性疾患とは ——————————— 8

2. パーキンソン病、レビー小体型認知症 ——————— 10

3. 進行性核上性麻痺 ————————————— 18

4. 大脳皮質基底核変性症 ———————————— 22

5. 多系統萎縮症 —————————————— 26

I．パーキンソン症候群について知ろう

1．神経変性疾患とは

神経内科が取り扱う疾患

　神経内科の疾患は非常に多く、神経（中枢神経、末梢神経）、筋肉になんらかの異常があれば、すべて神経内科の守備範囲となります。神経内科の疾患を原因から大きく分類すると、炎症、血管障害、中毒、感染、腫瘍などになります。たとえば、筋肉の炎症であれば筋炎（多発性筋炎など）、脳の血管が詰まって神経細胞が死ぬ場合は脳梗塞、血管が切れて出血すれば脳出血です。また、有機溶媒や薬物、金属による中毒や細菌性髄膜炎などの感染症、脳腫瘍、脊髄腫瘍などもあります。それ以外にも、免疫系を介して細胞が障害される多発性硬化症、重症筋無力症などがあります。細胞障害の原因、機序がわかっている疾患の他に、神経系では、特別な誘因がなく、ある特定の神経細胞群がゆっくりと、しかし確実に障害（変性）されていく疾患があり、これらを神経変性疾患と呼んでいます。

さまざまな神経変性疾患

　神経変性疾患には、認知症を主体とするもの（アルツハイマー病、ピック病など）、錐体外路系疾患（パーキンソン病、多系統萎縮症など）、脊髄小脳変性症と運動ニューロン疾患などがあります（**表1**）。細胞死のスピードは疾患によって異なり、筋萎縮性側索硬化症は比較的早く、1〜数年で細胞死がかなり進行し、パーキンソン病は10年以上かけてゆっくり細胞死が進行します。

神経変性疾患の臨床的な特徴

　神経変性疾患の臨床的な特徴は脳血管障害と比較するとわかりやすいでしょう。脳梗塞や脳出血は突然発症し、ごく短い時間内に病変が完成します。その後、症状はリハビリテーションを含むさまざまな治療により改善するか、あるいは変化せずに後遺症となります。新たな発作を起こさない限り、悪くなることはありません。

　これに対して、神経変性疾患は、進行性に症状が悪くなります。神経変性疾患の中でもっとも良好な薬剤効果が得られるパーキンソン病では、最初の5年程度はほとんど症状がないぐらいに薬剤で改善

表1　さまざまな神経変性疾患

認知機能が障害される病気	アルツハイマー病、レビー小体型認知症、ピック病など
体の動きがぎこちなくなる病気	パーキンソン病、多系統萎縮症、進行性核上性麻痺など
体のバランスがとれなくなる病気	脊髄小脳変性症など
筋力が低下する病気	筋萎縮性側索硬化症など

できることも少なくありません。しかし、10年後も発症前と同じ状態を保つことは難しく、薬がよく効いている時間帯でさえなんらかの不具合（歩きにくさ、動作の遅さ、飲み込みにくさなど）があります。残念ながら、リハビリテーションを続けても、脳梗塞のリハビリテーションのように、改善する（あるいは変わらない）ことは難しく、長い目でみるとむしろ少しずつ進行してしまいます。

神経変性疾患にどう向き合うか

しかし、だからといって神経変性疾患にやるべきことがないというわけではなく、患者の状況や病期に合わせて、工夫するべきことが多数あります。その工夫こそが、神経変性疾患にかかわる医療者の腕のみせ所ともいえるでしょう。

たとえば、食事の食べにくさについても、手が動かしにくいのか、スプーンやお皿を保持しにくいのか、頸や上体の姿勢が悪いのか、噛みにくいのか、舌の動きが悪いのか、飲み込みのタイミングが悪いのかなど、さまざまな原因があります。「目の前のこの患者にとって、今、なにが問題で、なにを改善すれば、少しでも食べやすくなるか」を考え、工夫して指導することが医療者の仕事です。

神経変性疾患をあきらめない

神経変性疾患は原因不明で、かつ進行するために、症状が悪化すると、「疾患が進行したのだから仕方がない」と考えられがちでした。しかし、神経変性疾患患者に現れる症状は神経細胞死が直接の原因になっているものばかりではなく、神経細胞死によって体が動かしにくくなったため、体を動かすことが少なくなり、結果的に余計に動きにくくなってしまっている、つまり使わなかったから廃用性萎縮を起こしてしまっているという状態がかなりあることがわかってきました。

実際、精力的なリハビリテーションにより、予想以上の効果を得られることは少なくありません。特に本書で扱うパーキンソン症候群はリハビリテーションの効果を得やすい疾患です。手足の動きと同様に、飲み込みについても、できるだけ口周囲や頸、上半身を大きく動かすことで改善する部分があるはずなので、ぜひ、その点を自覚した上で適切な指導をしてください。

今後への期待

これまで、神経変性疾患の原因はまったく不明とされてきましたが、遺伝性疾患の原因遺伝子がみつかったことを契機に神経細胞死の起こり方が少しずつ明らかになってきました。それとともに、これまでまったく異なる疾患と考えられていたアルツハイマー病や筋萎縮性側索硬化症、パーキンソン病などにおいて、神経細胞の死に方には共通点が多いことが明らかになってきました。

今後、一つの疾患の神経細胞変性に対する治療の糸口が明らかになれば、他の疾患にも応用できるであろうと期待できます。神経細胞死を止める、あるいは予防する治療ができるようになれば「神経変性疾患」という名称はなくなるかもしれません。その時代を夢みています。

（村田美穂）

Ⅰ. パーキンソン症候群について知ろう

2. パーキンソン病、レビー小体型認知症

パーキンソン病とレビー小体型認知症とは

　パーキンソン病は手足がふるえる、歩きにくい、動作がゆっくりになるなどを特徴とする病気です。一方、レビー小体型認知症は名前の通り認知症を主体とする病気です。それではなぜこの2つが並列で出てくるのでしょうか。

　実はこの2つの病気には共通点があります。それは神経細胞の中にレビー小体(Lewy body)という封入体がみられることです(**図1**)。HE染色で染めると赤い球の周囲にハローを伴うこの小体はレビー博士が発見したので「レビー小体」と呼ばれ、球の中にはアルツハイマー病でみられるアミロイドにも含まれる不溶性のαシヌクレイン(α-synuclein)が蓄積しています。このレビー小体が主に黒質、青斑核などの脳幹にみられるのがパーキンソン病、大脳皮質を中心に出現するのがレビー小体型認知症です。

　そして、レビー小体の分布により発現する症状が異なり、脳幹を中心にレビー小体を認めると振戦や歩行障害などの運動症状が主体となりパーキンソン病とされ、レビー小体が大脳皮質を中心に出現すると認知症が主症状となりレビー小体型認知症になります。さらに、高齢者ではパーキンソン病が進行すると認知症を伴ってくる場合が少なくありません。また、レビー小体型認知症ではパーキンソン病特有の症状を伴う場合が多いことが知られています。これらの事実から、2つの病気は同じスペクトラム上の疾患として、合わせて「レビー小体病」とも呼ばれています。

パーキンソン病

　パーキンソン病は、中脳の黒質ドパミン細胞の変性脱落により、ふるえ、歩きにくさ、動きにくさなどを示す疾患です。基本的には中高年に発症することが多く、平均発症年齢は60歳代後半ですが、実際には小児から90歳代まで発症します。有病率は10万人に150人程度ですが、パーキンソン病であることは生命予後にほとんど影響しないために加齢とともに患者数は増加し、70歳以上では約1%の有病率とされています。

a. パーキンソニズム

　①振戦、②筋強剛、③無動、④姿勢反射障害を4大徴候と呼びます。

①振戦：安静時にふるえ、動作時や姿勢時には消える、あるいは減弱する静止時振戦(4～6Hz)が特

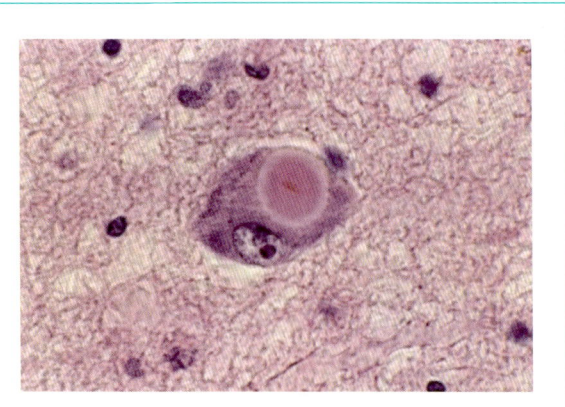

図1 レビー小体

徴です。このため、話をしているときはふるえていても、箸をもつとふるえはおさまるということも多いです。ただし、動作時の粗大な振戦が目立つ患者もいるので、その場合は食具の工夫も必要です。

② 筋強剛：筋強剛は自覚症状ではなく、診察での所見です。手首や肘などの関節を他動的に動かしたときにガクガクした抵抗（歯車様筋強剛）を観察することができます。これはパーキンソン病の診断には大変重要な所見です。

③ 無動寡動：動きが遅い、動きが少ない、動きが小さい、という概念を含んだ用語です。実際には、表情が少ない、声が小さい（口の動きが小さい、少ない）、小股歩行、動作に時間がかかるなど、さまざまな症状として現れます。パーキンソン病では動作が次第に小さくなるのが特徴で、書字ではだんだん文字が小さくなること（小字症）がよくみられます。また、交互変換運動はもっともやりにくい運動の一つです。他の日常生活動作（ADL：activities of daily living）には困っていなくても、歯磨きや、洗髪、米とぎなどがやりにくいということも多いです。

④ 姿勢反射障害：振戦、筋強剛、無動寡動は初発徴候になり得る所見ですが、姿勢反射障害はパーキンソン病では進行してから出現する症状です。初発症状になることはありません。重心がずれたときに自分で新しい重心に対応できず、バランスを崩します。たとえば、患者の両肩を後方に引くと、こらえきれずにそのまま倒れてしまいます（神経学的所見としては「突進現象（pulsion）あり」といいます）。この症状はパーキンソン病の重症度の判定にきわめて重要で、姿勢反射障害があるとHoehn & Yahr重症度Ⅲ度になります（**表1**）。

b. 非運動症状

パーキンソン病では先に述べた4大徴候がもっとも重要ですが、最近は抗パーキンソン病薬により運動症状を良好にコントロールできるようになったこともあり、非運動症状も注目されるようになりました。非運動症状は患者の生活の質（QOL：quality of life）に大きく影響します。

パーキンソン病でみられる非運動症状には自律神経障害（便秘、起立性低血圧、排尿障害）、精神症状（うつ、不安、睡眠障害、認知症）、嗅覚障害などがあります。パーキンソン病の自律神経障害は多系統萎縮症などに比べると比較的軽度ですが、レビー小体型認知症ではかなり高度な自律神経障害が現れることがあります。また、うつ・不安は運動症状よりもパーキンソン病患者のQOLに大きな影響を与える因子とされています。不安は、パーキンソン病という疾患について正しく理解していただくことで改善する部分も少なくありません。主治医と相談しながら適切な説明をするように心がけてください。

パーキンソン病患者は同年代の方に比べて眠気が出現しやすいと報告されていますが、非麦角系ドパミン受容体刺激薬など抗パーキンソン病薬の副作用でも突然の眠り込み発作といった強い眠気が出ることがあります。また、健常高齢者の25％が睡眠時無

表1 Hoehn & Yahrの重症度分類

Ⅰ度	症状が一側にとどまっている
Ⅱ度	両側に症状がみられるが姿勢保持障害はない
Ⅲ度	軽-中等度の両側性の障害で、姿勢反射障害あり。日常生活に介助は不要
Ⅳ度	高度の障害であるが、歩行は介助なしで可能
Ⅴ度	介助なしではベッド上または車いす生活

呼吸症候群を合併するという報告があり、パーキンソン病患者でも睡眠時無呼吸症候群の合併による昼間の眠気が少なくありません。食事中に眠ってしまうということもあります。しかし、本人や家族がこれを重要視しておらず、聞かないとわからないことも多いので、自宅での食事の状態について問診することも重要です。

睡眠障害のうちのレム睡眠行動障害は約10年の経過で80％がなんらかのsynucleinopathy（シヌクレイノパチー；パーキンソン病、レビー小体型認知症、多系統萎縮症などαシヌクレインが蓄積する病気）になるという報告もあります。パーキンソン病では運動症状が発症するよりも前から黒質のドパミン細胞の障害が進行していることがわかっています。アルツハイマー病での知見から、より早期に、つまり細胞障害がごく初期の時期から治療を開始すべきであるという考え方が支持されるようになりました。そして、運動症状が発症する前の症状（premotor symptom）が注目されています。非運動症状、特に、レム睡眠行動障害、嗅覚障害、うつ、便秘などは運動症状発症前から発現することも少なくないためpremotor symptomと考えられています。

パーキンソン病の経過中に認知症を合併した患者は、認知症を伴うパーキンソン病として、レビー小体型認知症と分けています。認知症を伴うパーキンソン病もレビー小体型認知症と同様に起立性低血圧や血圧の変動が問題になることがあります。起立性低血圧、食事性低血圧、血圧の変動はリハビリテーションや入浴介助の妨げになることが多いので、注意してください。対応はレビー小体型認知症と同じです（後述）。

c. 診断

典型的な左右差のある静止時振戦に、その他の4大徴候の一つを伴っており、これらの症状が緩徐に進行していればパーキンソン病の可能性が高いで

表2 パーキンソン病の診断基準

（1）自覚症状
- A. 安静時のふるえ（四肢またはあごに目立つ）
- B. 動作がのろく拙劣
- C. 歩行がのろく拙劣

（2）神経所見
- A. 毎秒4〜6回の安静時振戦
- B. 無動・寡動：
  - a：仮面様顔貌
  - b：低く単調な話し方
  - c：動作の緩徐・拙劣
  - d：臥位からの立ち上がり動作など姿勢変換の拙劣
- C. 歯車現象を伴う筋強剛
- D. 姿勢・歩行障害：
  - a：前傾姿勢
  - b：歩行時の手の振りが欠如
  - c：突進現象
  - d：小刻み歩行
  - e：立ち直り反射障害

（3）臨床検査所見
- A. 一般検査に特異的な異常はない
- B. 脳画像（CT、MRI）に明らかな異常はない

（4）鑑別診断
- A. 脳血管障害性のもの
- B. 薬物性のもの
- C. その他の脳変性疾患

診断の判定：次の1）〜5）のすべてを満たすものを、パーキンソン病と診断する。
1) 経過は進行性である。
2) 自覚症状で上記のいずれか一つ以上がみられる。
3) 神経所見で上記のいずれか一つ以上がみられる。
4) 抗パーキンソン病薬による治療で、自覚症状、神経所見に明らかな改善がみられる。
5) 鑑別診断で上記のいずれでもない。

厚生労働省 特定疾患・神経変性疾患調査研究班

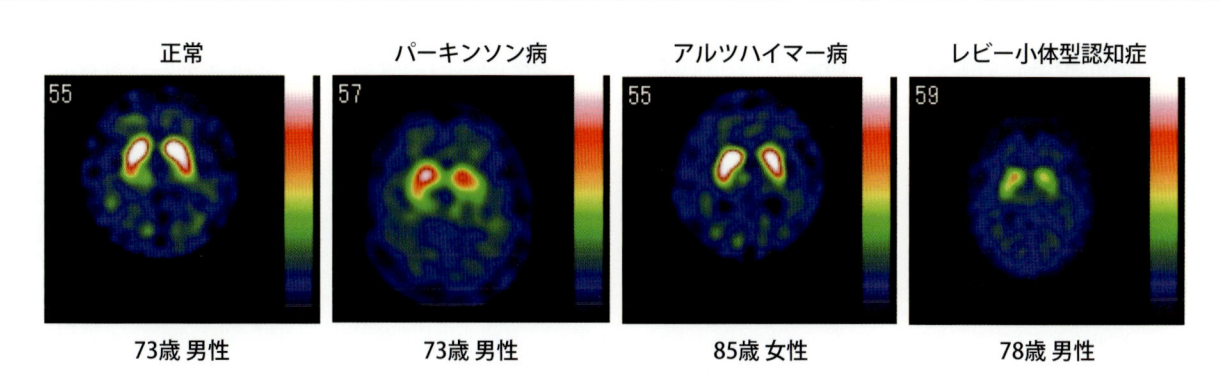

図2 ドパミントランスポーターSPECT
線条体のドパミン神経終末を可視化している。
パーキンソン病では線条体の後外側から、ドパミン神経が脱落している。
アルツハイマー病ではドパミン神経には異常がないため、正常と同じパターンを示すが、レビー小体型認知症ではドパミン神経が障害されるため、パーキンソン病と同様のパターンが認められる。

表3 主なパーキンソン症候群

1）神経変性疾患
　①パーキンソン病
　②多系統萎縮症
　③進行性核上性麻痺
　④大脳皮質基底核変性症
2）薬剤性
3）血管性
4）正常圧水頭症
5）中毒性　一酸化炭素、マンガン等
6）代謝性　副甲状腺機能低下症、Wilson病

表4 生活障害度

1度	日常生活、通院にほとんど介助を要しない
2度	日常生活、通院に部分的介助を要する
3度	日常生活に全面的介助を要し、独立では歩行起立不能

パーキンソン病では5段階の重症度（Hoehn & Yahr重症度）がよく使われます（表1）。また、これに加えて、3段階の生活障害度があります（表4）。パーキンソン病は医療費の公的援助の対象となる特定疾患の一つですが、パーキンソン病と診断されただけでは対象とならず、Hoehn & Yahr重症度Ⅲ度以上かつ生活障害度2度以上のみが公的援助の対象となります。

d. 治療

パーキンソン病は黒質ドパミン細胞の脱落により、その神経伝達物質であるドパミンが欠乏して起こる病気ですので、なんらかの形でドパミンを補充することで症状はかなり改善します。L-dopaなどの抗パーキンソン病薬で症状が改善することは診断基

す（表2）。最近わが国でもドパミントランスポーターSPECT（ダットスキャン®）によりドパミン神経の脱落を確認できるようになりました（図2）。他のパーキンソン症候群を否定するために、CT、MRIで確認します。その他のパーキンソン症候群（多系統萎縮症、進行性核上性麻痺など）との鑑別にはMIBG心筋シンチグラフィも有用です。レビー小体病では早期から心筋/上縦隔集積比（H/M比）が低下します。

4大徴候のうち2つがあれば、パーキンソン症候群と呼びます。パーキンソン症候群に含まれる主な疾患を表に示しました（表3）。

準の一つにも採用されています。

L-dopaが治療薬として登場する前は7〜8年で寝たきりになり死に至ったとされていますが、現在では経過10年前後でも85％の方は薬の効果のある時間帯なら生活に介助がいらないレベルを維持できるようになりました。抗パーキンソン病薬は多数ありますが、脳内でドパミンに変換されるL-dopaとドパミンそのものではないが、ドパミンのフリをしてドパミン受容体に直接結合するドパミン受容体刺激薬の2つが治療の中心です。その他にもL-dopaの効果を高めたり、効果持続時間を長くするための補助薬があります(表5)。

表5 パーキンソン病の治療薬

種類		一般名	商品名	作用
ドパミンを補充する薬 （L-dopa製剤）		レボドパ ＋ カルビドパ	メネシット® ネオドパストン® ドパコール®	脳内でドパミンに変換され、ドパミンを補充する。
		レボドパ ＋ ベンセラジド	マドパー® ECドパール® ネオドパゾール®	
ドパミンの作用を 補充する薬 （ドパミン受容体刺激薬）	麦角剤	ブロモクリプチン ペルゴリド カベルゴリン	パーロデル® ペルマックス® カバサール®	ドパミン受容体に結合し、ドパミン作用を補充する。 ミラペックスLAはビ・シフロールの長時間作用薬、レキップCRはレキップの長時間作用薬である。 ニュープロパッチは唯一の貼付剤である。 アポカインは皮下注射薬で、レスキュー用として位置づけられている。
	非麦角剤	プラミペキソール	ビ・シフロール® ミラペックスLA®	
		ロピニロール	レキップ® レキップCR®	
		ロチゴチン	ニュープロパッチ®	
		アポモルヒネ	アポカイン®	
ドパミンの放出を促す薬		アマンタジン	シンメトレル®	ドパミンの放出を増やす。 ジスキネジアを改善する。
ドパミンの分解を抑える薬 （MAOB阻害薬）		セレギリン	エフピー®	脳内でL-dopaの作用を強く、長くする。Wearing-off現象を改善する。
L-dopaの分解を抑える薬 （COMT阻害薬）		エンタカポン	コムタン®	血液中でL-dopaの作用時間を長くする。Wearing-off現象を改善する。
ノルエピネフリンを補充する薬		ドロキシドパ	ドプス®	進行するとノルエピネフリンも減少するため、これを補充する。すくみを改善することがある。
アセチルコリンを抑える薬 （抗コリン薬）		トリヘキシフェニジル	アーテン®	脳内アセチルコリンを抑制してドパミンとのバランスをよくする。振戦を改善する。
ドパミン合成を増やす薬 非ドパミン系作用ももつ		ゾニサミド	トレリーフ®	ドパミンの効果を強くする。振戦を改善する。Wearing-off現象を改善する。
非ドパミン系薬剤 （アデノシンA2a受容体拮抗薬）		イストラデフィリン	ノウリアスト®	ドパミンの効果を強くする。 Wearing-off現象を改善する。

ドパコールはジェネリック薬ですが、L-dopa合剤で唯一50mg錠がある。

L-dopaはもっとも効果が高く、投与初期の副作用も少ないですが、半減期が1時間程度と短いのが欠点です。そのため、特に若年発症者では進行期に以下に述べるwearing-off現象や、ジスキネジア（不随意運動）などの運動合併症が問題になります。ドパミン受容体刺激薬はL-dopaよりも力価は低いので、早期以外はこの薬のみで治療することは困難ですが、比較的長時間作用する薬が多いのが特徴です。しかし、一方で吐き気、便秘などの消化器症状や、起立性低血圧、むくみ、幻覚などの副作用が多いのが欠点です。ここでは抗パーキンソン病薬の詳細は省きますが、パーキンソン病は薬により症状が良くなる病気であることはぜひ覚えておいてください。

　パーキンソン病では脳深部刺激療法（DBS：deep brain stimulation）などの手術療法もあります。しかし、この手術療法は根治治療ではなく、症状を改善することが目的です。一般に、L-dopaがよく効く患者で、wearing-off現象や不随意運動が強く、薬物のみでのコントロールが困難な場合に適応になります。

　パーキンソン病の薬物治療に関連して、ぜひ次の3つのことを知っておいてください。

〈Wearing-off現象〉（図3）

　薬の効果持続時間が短くなり、次の薬を内服する前に薬の効果が切れてしまうことをいいます。一般にパーキンソン病になって7年前後で出現することが多く、若年に発症した患者ほど出現しやすく、70歳代以降に発症した患者はwearing-off現象が出ても比較的軽度なことが多いです。

　薬の効果があるとき（on）と切れたとき（off）では別人かと思うほど症状が異なることもあります。症状評価のときには1日の中で症状に変化がないかを確認してください。服薬時間と関連のあるwearing-off現象の場合は服薬のタイミングや内容を変更することで症状が改善することがあります。服薬と関係のない、日による症状の違いや不規則な症状の変化はwearing-off現象と呼びません。また、これらの症状は治療が難しいことが多いです。

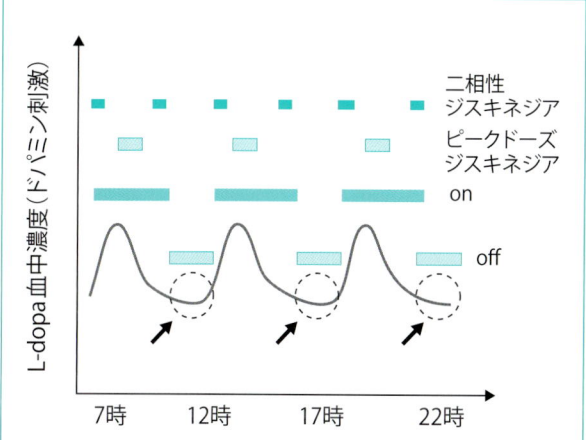

図3 Wearing-off現象とジスキネジア

ドパミンの血中濃度の変動に伴い症状も変動することを「wearing-off現象」と呼ぶ。また、ドパミン濃度のピーク（もっとも効果が高いとき）に出現するジスキネジアを「ピークドーズジスキネジア」、ドパミン濃度の上がり始め、濃度が下がるとき（効き始めと切れかけのとき）に出るジスキネジアを「二相性ジスキネジア」と呼ぶ。

〈不随意運動（ジスキネジア）〉

　勝手に体が動いてしまう症状です。これも比較的若く発症した人に多く、高齢者では比較的少ないです。多くは薬がもっともよく効いているときに現れますが、薬の効き始めや効果が切れてきたときに出現する場合もあります。ふるえとの鑑別が難しいこともあり、ご本人がふるえ（パーキンソン病の症状）と思っているものが、実は薬が多すぎるために出ている不随意運動であることもあります。異常な動きがあるときには内服のタイミングと動きの出現のタイミングに注意して主治医にお知らせください。また、ジスキネジアが飲み込みの障害になるときも主治医に伝えてください。

〈幻覚〉

　幻覚は高齢者に現れることが多く、抗パーキンソン病薬の副作用でも出現します。ごみが虫にみえたり、

カーテンが人影のようにみえたりといった錯視が多いですが、「赤い服を着た女の子」といった、色彩と存在感がはっきりした幻覚もあります。患者自身が「これは幻覚だから大丈夫」と認識していることがほとんどですが、ときに説明されても幻覚であることを納得できない場合や「毒を盛られる」といった妄想を伴う場合もあります。このような場合には抗パーキンソン病薬の減量を含めた十分な治療が必要です。

パーキンソン病治療においては服薬とともにリハビリテーションがきわめて重要です。これまでパーキンソン病で症状が悪化するとすべて「病気が進行したから」とされてきました。しかし、実は、動きにくいのであまり体を動かさず、それが原因で動かなくなってしまった廃用性萎縮、関節の拘縮や変形などがADLレベルに大きく影響していることがわかっています。服薬とリハビリテーションはパーキンソン病治療の両輪といえるでしょう。

e. 経過

以前は長期にL-dopaを内服すると効果が減弱するので、あまり早い時期には内服しないほうがよいという考えがありました。しかし、20年間にわたってL-dopaの効果を調べたところ、認知症がある患者はL-dopaの効果が減弱し、認知症がない患者は長期間にわたって効果が持続すると報告されています。また、経過は発症年齢に依存し、若い人ほど状態が良い期間が長く、高齢になるほど認知症が合併するまでの期間が短くなり、認知症が合併すると予後が良くないことが報告されています（**図4**）。

レビー小体型認知症

a. 臨床徴候と診断

認知症のうち約半数はアルツハイマー病で、レビー小体型認知症は20％程度とされています。この病気は病名に認知症とついていますが、アルツハイマー病のような物忘れはむしろ目立たずに、注意障害、幻覚や妄想、また意識レベルの変動、立ちくらみなどの自律神経障害が強いことなどが特徴です。**表6**に診断基準を示します。パーキンソン症状を伴うことが多く、ドパミントランスポーターSPECTでもパーキンソン病と同様の異常を認めます（**図2**）。

b. 治療

レビー小体型認知症では、幻覚や妄想に対する抗精神病薬はパーキンソニズムを出現・悪化させやすく、一方、パーキンソニズムに対する薬剤は幻覚や妄想を出現しやすいという、薬への感受性が非常に高いことが、治療上の問題になります。これらの副作用に注意しつつ、認知症に対してはコリンエステラーゼ阻害薬（ドネペジル、ガランタミン、リバスチグミン）を用います（レビー小体型認知症には適応外）。幻覚、妄想についても、コリンエステラーゼ阻害薬で改善することがありますが、できるだけ副作用を抑えるために非定型抗精神病薬のクエチアピ

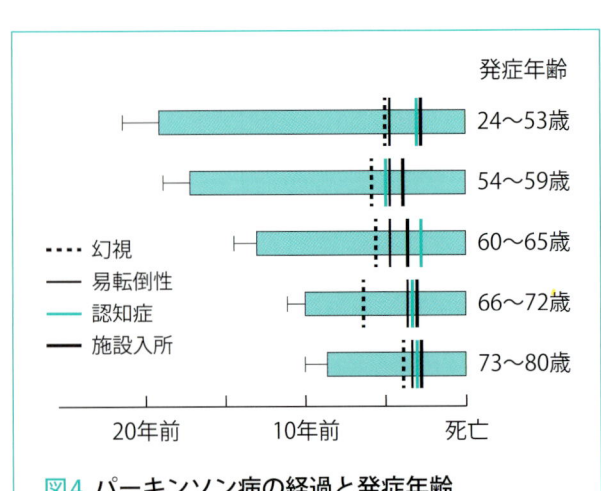

図4 パーキンソン病の経過と発症年齢
若年発症ほど経過が長い。しかし、どの年齢で発症しても、幻覚、易転倒性、認知症が出現すると、予後が悪いことを示している。

文献1）より引用、一部改変

表6 レビー小体型認知症（DLB）の臨床診断基準改訂版

1. 必須症状（DLBほぼ確実（probable）あるいは疑い（possible）の診断に必須） 正常な社会生活・職業を妨げる進行性の認知機能低下。著明または持続的な記憶障害は早期には必ずしも出現しないが進行すると明らかになる。 注意障害や遂行障害、視空間での障害が目立つこともある。
2. 中心的特徴 （1に加えて、2が二つあればprobable DLB、一つならpossible DLB） 　a. 注意や覚醒レベルの顕著な変動 　b. 繰り返す具体的な幻視 　c. 特発性のパーキンソニズム
3. 示唆的特徴 （1に加えて、2の一つ以上と3の一つ以上ならprobable DLB、2がなくても3が一つ以上あればpossible DLBとなる） 　a. レム睡眠行動障害（RBD） 　b. 抗精神病薬に対する著明な感受性 　c. SPECTまたはPETイメージングによる大脳基底核ドパミントランスポーターの取り込み低下
4. 支持的特徴 （よくみられる症状；これのみでは診断には至らない） 　a. 繰り返す転倒・失神　　　　　　　　　　f. うつ症状 　b. 一過性で原因不明の意識障害　　　　　　g. CT／MRIで内側側頭葉が比較的保たれる 　c. 高度の自律神経障害（起立性低血圧、尿失禁など）　h. 脳血流SPECT／PETで後頭葉に目立つ取り込み低下 　d. 幻視以外の幻覚　　　　　　　　　　　　i. MIBG心筋シンチグラフィで取り込み低下 　e. 系統化された妄想　　　　　　　　　　　j. 脳波で徐波化および側頭葉の一過性鋭波

文献2）より引用

ン、アリピプラゾール、リスペリドン、ペロスピロンなども使われます。本人が安心して過ごせるような環境の整備や、デイケアなどへの参加も有用です。

　パーキンソニズムに対しては、幻覚や妄想などを出現・増悪させないようにドパミン受容体刺激薬や抗コリン薬を避け、L-dopaを中心に治療します。ゾニサミドは比較的副作用が少ないため有用です。

　レビー小体型認知症の特徴の一つに意識レベルの変動があります。日によって、時間によって、きわめて清明なときと、ほとんど反応しないようなときがあります。このような意識レベル変動の病態はまだ十分解明されていません。また、血圧の変動が大きいこともレビー小体型認知症の特徴です。起立性低血圧や食事性低血圧の他に誘因が明らかでない血圧変動もあります。高度の起立性低血圧を合併した患者は、起立した途端に失神することがあり、とても危険です。起立性低血圧、食事性低血圧は臥位高血圧がなければ、塩分付加や昇圧剤によって対処可能ですので、主治医に報告してください。しかし、臥位高血圧がある患者や姿勢と関連なく血圧の変動が著明な患者は薬剤でのコントロールが困難です。収縮期血圧は180mmHg程度までなら特に問題はありませんが、それ以上になる場合は安静に、80mmHg以下の場合は頭を下げて仰臥するなどで対応してください。

これらの疾患については、
http://www.nanbyou.or.jp/entry/169
http://www.dlbf.jp/about_dlb1.html
も参照してください。

文献

1) Kempster PA, O'Sullivan SS, Holton JL, et al. Relationships between age and late progression of Parkinson's disease: a clinico-pathological study. Brain 2010;133:1755-1762.
2) McKeith IG, Dickson DW, Lowe J, et al. Diagnosis and management of dementia with Lewy bodies: third report of the DLB Consortium. Neurology 2005;65:1863-1872.

（村田 美穂）

I. パーキンソン症候群について知ろう

3. 進行性核上性麻痺

疾患概念

　進行性核上性麻痺は、1964年にRichardsonがその臨床徴候を記載し、OlszewskiとSteeleが病理所見を報告した神経変性疾患です[1]。臨床的特徴として、早期からみられる易転倒、眼球運動障害、嚥下障害、認知機能障害などがあげられます。発症年齢は50歳代から60歳代に多く、有病率は人口10万人に6人程度で、男性にやや多いとされています。最近になりさまざまな臨床亜型があることがわかり、診断基準や疾患概念が見直されています。

臨床徴候

a. 易転倒

　進行性核上性麻痺では易転倒が最大の特徴で、早期から転びやすいことが診断の決め手になります(表1)。パーキンソン病では発症後10年程度で半数が転倒するのに対し、進行性核上性麻痺では発症から1年以内に半数の患者が転倒します。易転倒の原因として、眼球運動障害やすくみ足、姿勢反射障害、注意力障害などが関与しているといわれており、歩行可能な時期から、1日に複数回転ぶことも少なくありません。
　また、転倒時に手を出したり、身をかばったりする

表1　進行性核上性麻痺の診断基準

大前提：40歳以降の発症で、緩徐進行性であること
主要症候：
・垂直性眼球運動障害 ・発症早期(1〜2年以内)から出現する姿勢の不安定さや易転倒性 ・体幹や頸部に強い対称性の無動・筋強剛
副症候・検査所見：
・進行性の構音障害や嚥下障害 ・前頭葉性の特徴を呈する進行性の認知機能障害 　(思考緩慢、抽象化や概念化の障害、人格変化、把握反射、模索反応、模倣行動、使用行動、語彙の流暢性の低下など) ・画像所見：中脳被蓋や脳幹部の萎縮、第3脳室の拡大のうち1項目以上
除外項目：
・著しく、かつ早期から認める自律神経障害 ・著明な多発ニューロパチー ・皮質性感覚障害や「他人の手徴候」(alien hand) ・症状の著しい非対称性
判定：
除外項目に当てはまらず、大前提を満たすもので、 　Probable：主要症候3項目を満たすもの 　Possible：主要症候2項目と副症候・検査所見のうち1項目以上を有するもの

厚生労働省 特定疾患・神経変性疾患調査研究班

防御反応に乏しく、骨折や慢性硬膜下血腫を伴うような派手な転倒をします。歩き始めや方向転換時、なにかを取ろうとするときなどにも、しばしば転倒します。周囲が注意を促しても転倒を繰り返すことが多く、療養上問題になります。症状が進行すると、歩行が困難になりますが、車いすから立ち上がろうとするなど、突発的な動作で転倒することがあります。

b. 眼球運動障害

眼球運動障害も進行性核上性麻痺の特徴の一つです。眼球運動障害は早期には認めないことがあり、発症2〜3年で顕在化するとされています。垂直方向の眼球運動制限が特徴的で、食事では体に近い食べ物を残すことが多く、階段では下りが苦手になります。眼球運動障害は眼球を動かす外眼筋の問題ではなく、眼球運動をコントロールする脳幹機能の障害が原因です。それが「核上性麻痺」の由来になっています。検者が他動的に頭部を動かした際の眼球運動(頭位変換眼球反射)は、早期には保たれますが、進行すると眼球運動が制限され、やがて眼球の位置は正中に固定されます。

c. パーキンソニズム

早期には比較的パーキンソニズムが軽く、姿勢反射障害やすくみ足が目立ちます。パーキンソン病と比べて四肢よりも頸部や体幹に筋強剛が目立つことが特徴です。振戦の頻度は低いとされています。進行すると頸部を伸展させる頸部後屈が目立つようになります。臥床状態になっても比較的四肢の動きは保たれ、手引きで歩行できることがあります。

d. 構音障害、嚥下障害

全経過では構音障害や嚥下障害を高率に合併します。一般に構音障害は発症から2〜3年で出現します。進行性核上性麻痺の構音障害は、声量低下や不明瞭化、吃音、早口、大声、無言などパーキンソン病と比べて多様です。進行すると周囲とのコミュニケーションが難しくなります。

嚥下障害は構音障害に遅れて現れることが多く、その程度はパーキンソン症候群の中でも重度です。嚥下障害は栄養障害や誤嚥性肺炎の原因であり、生命予後に影響を与える症状です。

e. 認知機能障害、性格変化

進行性核上性麻痺では、いわゆる物忘れや見当識障害は目立たず、前頭葉機能障害を来すことが特徴的です。前頭葉機能障害には、状況判断能力の低下や思考の緩慢、性格変化、把握反射、探索反応、模倣行動、語彙の流暢性の低下などが含まれます。周囲に対する危険認知の低下は転倒の原因になります。思考緩慢により返答が遅くなりますが、時間をかければ会話は成立することが少なくありません。周囲に対する配慮が低下する、衝動的に行動してしまう、意欲が低下するなどの性格変化が早期からみられることがあり、運動機能が乏しい場合は精神科を受診することがあります。

f. その他の臨床徴候

羞明、眼瞼痙攣、開眼失行、排尿障害、てんかん発作などがみられることがあります。

臨床亜型

進行性核上性麻痺には原著で報告された病型以外にさまざまなサブタイプあることがわかってきています。

パーキンソニズムタイプは、左右差のあるパーキンソニズム、振戦が早期にみられる病型です[2]。早期

はしばしば抗パーキンソン病薬が有効であり、眼球運動障害や脳MRIでの異常所見がない場合には、パーキンソン病との鑑別が問題となります。全経過は10年前後といわれています。

純粋無動症タイプ（pure akinesia with gait freezing）は、筋強剛が目立たず、すくみ足と姿勢反射障害が目立つ病型です[3]。歩き始めのすくみ足は高度ですが、歩き出すと比較的歩行は安定します。

眼球運動障害や認知機能障害の合併頻度は晩期になるまで低いとされています。緩徐に進行し、全経過は13年程度といわれています。

その他、臨床的に大脳皮質基底核変性症に類似するタイプや小脳症状が目立つタイプ、非流暢性失語を呈し、病理で進行性核上性麻痺と診断されるタイプなど、さまざまなサブタイプが報告されています[4]。

経過および予後

進行性核上性麻痺は症状の進行が早く、発症から2〜3年で車いすが必要になり、50％生存期間は5〜6年とされています（図1）[5]。死因は肺炎がもっとも多く、予後に影響する因子として、発症1年以内の転倒、嚥下障害、失禁が報告されています[6]。

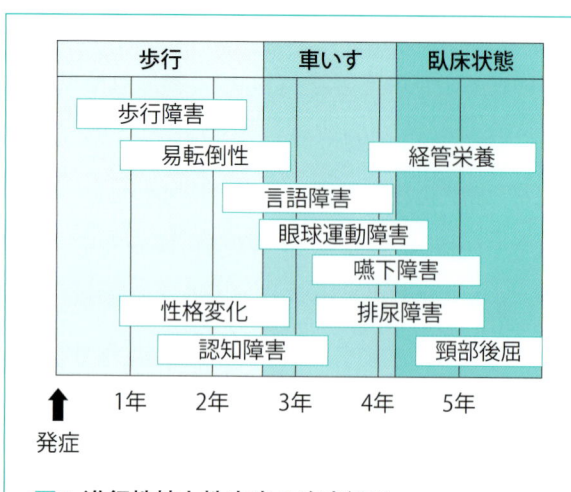

図1 進行性核上性麻痺の臨床経過
全経過は5〜6年とされているが、病型により経過にばらつきがある。
文献5）より引用、一部改変

画像の特徴

脳MRIや頭部CTで中脳や橋被蓋の萎縮、第3脳室の拡大、前頭葉の萎縮などがみられることが特徴です（図2a）。ただし、MRIでの変化は、発症2年目以降

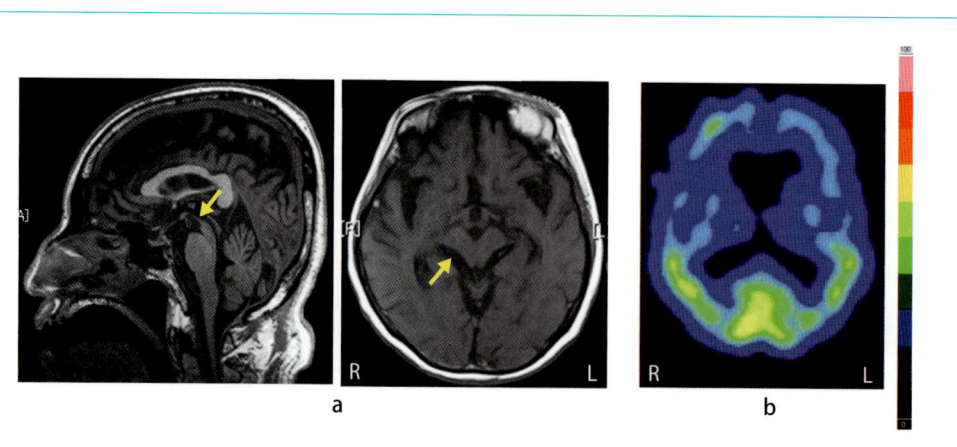

図2 進行性核上性麻痺患者の頭部MRIおよび脳血流シンチグラフィ
a：頭部MRI T1強調画像で中脳被蓋（矢印）の萎縮を認める。萎縮した中脳はハチドリのくちばしに似ていることから、「ハチドリ徴候（hummingbird sign）」と呼ばれる
b：脳血流シンチグラフィでは前頭葉の血流低下が認められる

に現れることが多く、早期には画像変化が目立たないことが少なくありません[7]。脳血流シンチグラフィでは前頭葉の血流低下を認めます（**図2b**）。MIBG心筋シンチグラフィでは、パーキンソン病では取り込み低下がみられますが、進行性核上性麻痺では正常であり、鑑別に有用です。

病理

肉眼所見では、黒質や青斑核の色素が脱失し、中脳や橋被蓋の萎縮を認めます。顕微鏡所見では、黒質、淡蒼球、小脳歯状核などの神経細胞が脱落し、グリオーシスがみられることが特徴です。残存する神経細胞内に神経原線維変化がみられます（**図3a**）。またアストロサイトにもタウ陽性のtufted astrocyteという所見がみられ、タウオパチーに分類されています（**図3b**）。

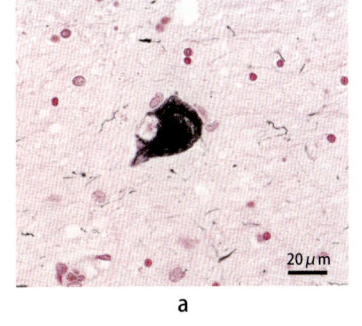
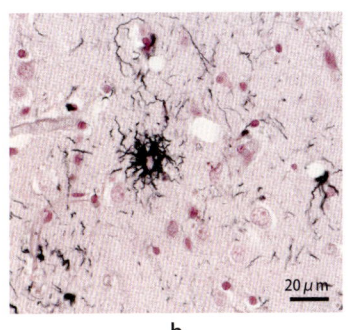

図3　進行性核上性麻痺患者における脳病理
a：神経細胞の神経原線維変化（Gallyas-Braak染色）
b：tuft-shaped astrocyte（Gallyas-Braak染色）
提供：国立精神・神経医療研究センター病院臨床検査部　齊藤祐子・塩谷彩子

治療

進行性核上性麻痺ではいまだ根本的な治療がありません。早期にはパーキンソニズムにL-dopaなどの抗パーキンソン病薬が有効な場合があります。またアミトリプチリンなどの抗うつ薬も効果がある場合があります。リハビリテーションでは、筋力維持訓練、関節可動域訓練、日常生活動作訓練、嚥下訓練などを重点的に行います。転倒に対しては、在宅環境調整や周囲の声掛け、保護帽の使用などで対応します。進行期には寝たきりになり、関節拘縮の予防を行います。てんかん発作を起こすことがあり、抗てんかん薬が必要なことがあります。

文献

1) Steel JC, Richardson JC, Olszewski J. Progressive supranucelar palsy. A heterogeneous degeneration involving the brain stem, basal ganglia and cerebellum with vertical gaze and phseudobulbar palsy, nuchal dystonia and dementia. Arch Neurol 1964;10:333-359.
2) Williams DR, de Silva R, Paviour DC, et al. Characteristics of two distinct clinical phenotypes in pathologically proven progressive supranuclear palsy:Richardson's syndrome and PSP-parkinsonism. Brain 2005;128:1247-1258.
3) Williams DR, Holton JL, Strand K, et al. Pure akinesia with gait freezing:a third clinical phenotype of progressive supranuclear palsy. Mov Disord 2007;22:2235-2241.
4) Williams DR, Lees AJ. Progressive supranuclear palsy:clinicopathological concepts and diagnostic challenges. Lancet Neurol 2009;8:270-279.
5) 饗場郁子, 齊藤由扶子, 松岡幸彦. 進行性核上性麻痺とは. 医療 2005;59:467-470.
6) Litvan I, Mangone CA, McKee A, et al. Natural history of progressive supranuclear palsy(Steele-Richardson-Olszewski syndrome) and clinical predictors of survival:a clinicopathological study. J Neurol Neurosurg Psychiatry 1996;60:615-20.
7) 山本敏之, 大矢寧, 小川雅文ら. 頭部MRIによる進行性核上性麻痺の脳幹萎縮の経時的検討-MRIはいつからパーキンソン病との鑑別に有用であるか？ 臨床神経 2003;43:392-397.

（古澤　嘉彦）

Ⅰ. パーキンソン症候群について知ろう

4. 大脳皮質基底核変性症

疾患概念

　Rebeizらが1968年に、失行や失語などの大脳皮質症状、筋強剛や寡動、ジストニアなどの錐体外路症状などが一側優位にみられる患者を報告し[1]、大脳皮質基底核変性症という疾患概念が提唱されました[2]。その後、大脳皮質基底核変性症の臨床像が多様であることがわかってきました。病理解剖により大脳皮質基底核変性症と診断された19例の報告では、典型的な臨床像を呈するいわゆる古典的大脳皮質基底核変性症は26.3％のみであり、それ以外は進行性核上性麻痺、パーキンソン病、前頭側頭型認知症などと臨床診断されていました[3]。

　現在では大脳皮質基底核変性症は病理診断名として用いられ、corticobasal syndrome（CBS）が臨床診断名として使われるようになっています。**表1**に診断基準を示します。

　大脳皮質基底核変性症の有病率は進行性核上性麻痺よりも少なく、人口10万人に2～4人といわれています。発症年齢は40歳以上であり、そのピークは60歳代といわれています。男女の有病率に差はありません。進行性で、経過は6年前後とされています。

臨床徴候

　大脳皮質基底核変性症の臨床徴候は片側優位に現れる大脳皮質症状や錐体外路症状、認知機能障害、構音障害や嚥下障害など多岐にわたります。

a. 大脳皮質症状

　大脳皮質基底核変性症ではしばしば肢節運動失行がみられます。肢節運動失行とは、上肢に麻痺や運動障害がなく、個別の動きは正常なのにボタンの掛け外しや紐を結ぶなどの細かい動作や手でキツネの形を作るなどの動作ができなくなる症状です。また、自発的な運動はできるのに、道具を使う真似や身振りをするなど、指示した動作ができない観念運動失行もみられます。観念運動失行には口腔顔面に症状が現れる口腔顔面失行があり、挺舌や舌打ちなど、しようとしてもできません。しかし、球症状や錐体外路症状とは異なり、会話や食事は問題なくできます。他にも、道具の使い方など、目的にかなった一連の動作ができなくなる観念失行がみられます。衣服の着方がわからない着衣失行や、図形の認識ができなくなる構成失行などもみられます。

　優位半球が障害された場合は失語がみられることがあります。また触覚や痛覚、振動覚は正常なのに二点識別覚や触覚による文字識別覚が障害される皮質性感覚障害がみられます。自分の意思とは無関係に手が勝手に動いてしまう「他人の手徴候」（alien hand）もあり、これは不随意運動とは異なる病態です。その他、左右どちらか半分の空間（左側が多い）に対する注意や認識が障害される半側空間無視もみられることがあります。

b. 錐体外路症状

　パーキンソニズムとしては、筋強剛や寡動がみられます。振戦は少ないとされています。ジストニアも

表1 大脳皮質基底核変性の診断基準

主要項目

(1) 中年期以降に発症し緩徐に進行する。

(2) 失行あるいはその他の大脳皮質徴候
　① 肢節運動失行があり、左右差が目立つ。
　② 肢節運動失行が明瞭でなくても、皮質性感覚障害、把握反応、「他人の手」徴候、反射性ミオクローヌスのいずれかがあり、左右差が目立つ。
　③ 観念運動失行が肢節運動失行よりも顕著な場合は、左右差は目立たないことが多い。
　④ その他の認知機能障害
まれに、認知症、異常行動、注意障害、失語などが早期から目立つ例がある。

(3) 錐体外路徴候
　① パーキンソニズム（無動、筋強剛、振戦）：障害は下肢よりも上肢に目立つことが多い。
　② ジストニー

(4) その他の神経症状
　① 偽性球麻痺（構音障害、嚥下障害）
　② 尿失禁

(5) 画像所見
　CT、MRI、SPECTで、一側優位性の障害（大脳半球の萎縮または血流低下）は診断において、重要な支持的所見である。
　しかし、両側性あるいはびまん性に異常所見が出現する例もあるので、診断上必須所見とはしない。

(6) 除外すべき疾患
　① パーキンソン病
　② 進行性核上性麻痺
　③ 多系統萎縮症（特に線条体黒質変性症）
　④ 薬剤、脳炎、脳血管障害、外傷など
　⑤ 類似症状を呈するその他の疾患

(7) 判定
　次の3条件を満たすものを皮質基底核変性症と診断する。
　① (1)を満たす。
　② (2)の1項目以上、および(3)の1項目以上がある。
　③ 他の疾患を除外できる。
　注：なお、必須ではないが、画像所見によって他の疾患を除外し、一側性優位性の障害を確認することが望ましい。

厚生労働省 特定疾患・神経変性疾患調査研究班

みられ、症状が高度になると関節が拘縮し、痛みを伴うようになります。いずれも早期は左右差が目立ちますが、進行すると両側に症状が出現します。経過とともに歩行障害や姿勢反射障害を合併し、転びやすくなります。

c. その他

経過とともに構音障害や嚥下障害が目立つようになります。構音障害では抑揚の低下がしばしばみられます。嚥下障害は構音障害の後に出現することが多く、進行すると経口摂取が困難になり、経管栄養が必要になります。垂直性眼球運動障害も合併することがあり、進行性核上性麻痺との鑑別が困難になります。その他、四肢のミオクローヌスや把握反射、認知機能障害もみられます。

画像の特徴

頭部MRIでは症状優位側と対側前頭葉および頭頂

葉の萎縮を認めます（**図1a**）。運動・感覚野の皮質下にT2強調像で高信号がみられることがあります（**図1b**）。脳血流も萎縮部位に一致して低下がみられますが（**図1c**）、萎縮がみられる前から血流が低下することがあり、早期の診断に有用です。また側頭葉や大脳基底核、視床、橋などの血流低下も報告されています[4]。

病理

肉眼所見では、左右差の目立つ前頭頭頂葉の萎縮を認めます。顕微鏡所見では、中心溝周囲の前頭・頭頂葉領域を中心とした神経細胞脱落やグリオーシスがみられます。線条体や黒質、視床下核、青斑核、小脳歯状核などにもさまざまな程度で同様の変化がみられます。大脳皮質に腫大した神経細胞が認められます（**図2a**）。またアストロサイトにastrocytic plaqueという異常構造物がみられ（**図2b**）、この構造物はタウ陽性であり、大脳皮質基底核変性症はタウオパチーに分類されています。Astrocytic plaqueは大脳皮質

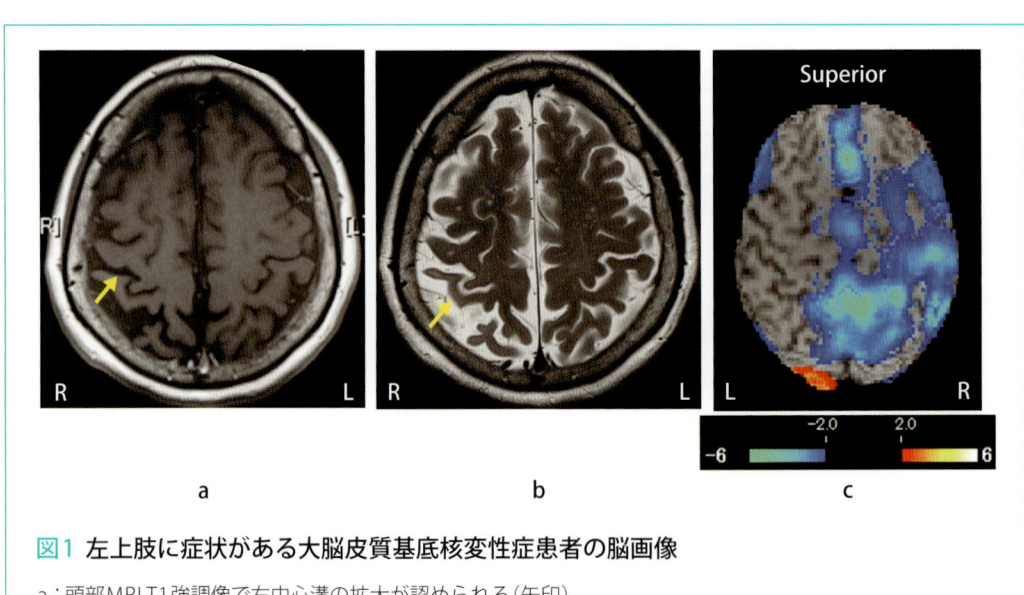

図1 左上肢に症状がある大脳皮質基底核変性症患者の脳画像
a：頭部MRI T1強調像で右中心溝の拡大が認められる（矢印）
b：T2強調像で右中心後回皮質下白質の高信号を認める（矢印）
c：脳血流シンチグラフィ（e-ZIS）で右前頭葉から頭頂葉にかけて広範囲の血流低下が認められる

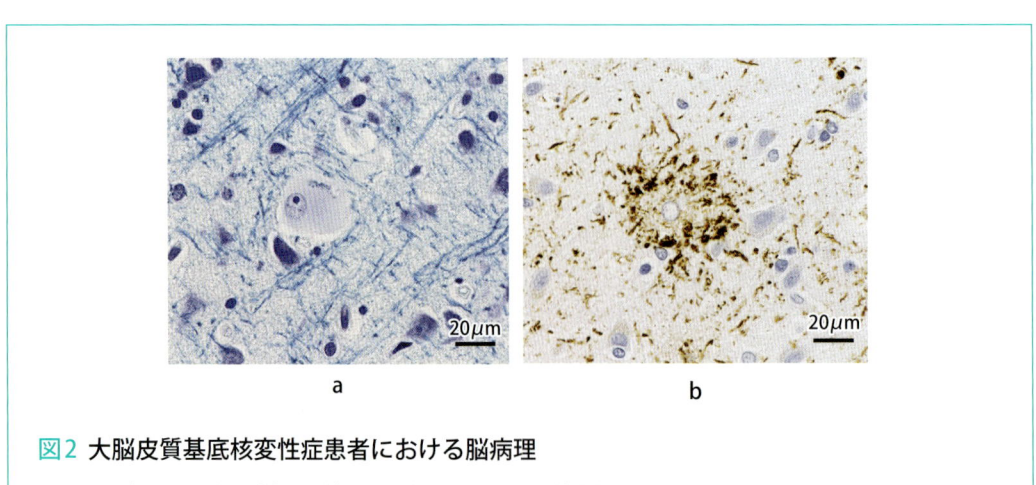

図2 大脳皮質基底核変性症患者における脳病理
a：球状の外見を呈する腫大した神経細胞（Kluver-Barrera染色）
b：astrocytic plaque（抗リン酸化タウ免疫染色）

提供：国立精神・神経医療研究センター病院臨床検査部　齊藤祐子・塩谷彩子

基底核変性症に特異的であり、進行性核上性麻痺のtufted astrocyteとは区別されます（p.21 図3参照）。

治療

現時点では根本的な治療法は確立していません。パーキンソニズムには抗パーキンソン病薬を試すことがありますが、効果は限定的です。ジストニアにはボツリヌス毒素の投与が行われることがあります。ミオクローヌスが目立つ場合はクロナゼパムの投与を考慮します。四肢の運動症状に対してはリハビリテーションを行い、拘縮・廃用予防に努めることが重要です。嚥下障害の合併が高頻度にみられるため、むせこみや体重減少などに気をつけ、早期に介入することが大切です。

文献
1) Rebeiz JJ, Kolodny EH, Richardson EP Jr. Corticodentatonigral degeneration with neuronal achromasia. Arch Neurol 1968;18:20-33.
2) Gibb WR, Luthert PJ, Marsden CD. Corticobasal degeneration. Brain 1989;112:1171-1192.
3) Ling H, O'Sullivan SS, Holton JL, et al. Does corticobasal degeneration exist? A clinicopathological re-evaluation. Brain 2010;133:2045-2057.
4) Hossain AK, Murata Y, Zhang L, et al. Brain perfusion SPECT in patients with corticobasal degeneration:analysis using statistical parametric mapping. Mov Disord 2003;18:697-703.

（古澤 嘉彦）

Column　L-dopa test

パーキンソン病をはじめとするパーキンソン症候群の治療はL-dopaが中心となります。L-dopaの効果が不十分であったり、効果持続時間が短いときにはL-dopaの血中濃度と症状の変化を評価するL-dopa testが有用です。

通常は早朝空腹時にL-dopa＋ベンセラジド合剤100mgを服用し、服用前と服用15分、30分、1時間後、その後は1時間ごとに4時間後まで採血と運動症状の評価を行います。通常、血中L-dopaと脳内ドパミン動態には30分程度の時間差があると考えられますが、特にwearing-off現象のある患者では、症状の変動、ジスキネジアの出現とドパミン血中濃度がよく相関していることがわかります（図1）。

この検査により、効果出現の閾値やジスキネジア出現の閾値が明らかになります。また、L-dopaの効果が明らかでない患者では、十分にドパミン濃度が上昇していても効果がないのか（ドパミン受容体の障害が疑われる）、嚥下障害などにより体内に十分吸収されていないことによるものなのか鑑別可能です。また、本人が調子が悪いという時

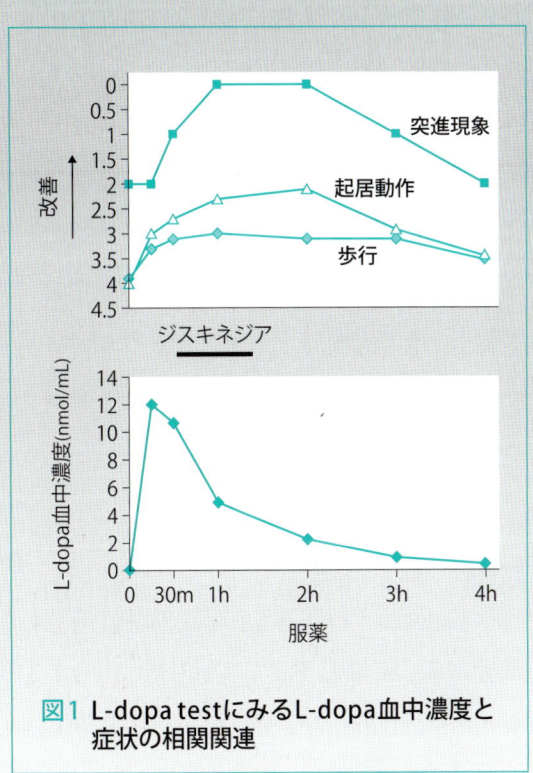

図1　L-dopa testにみるL-dopa血中濃度と症状の相関関連

が、実はL-dopa濃度が高く、「ピークドーズジスキネジア」（ジストニア）によることがわかり、治療方針が変わることもあります。

（村田 美穂）

I. パーキンソン症候群について知ろう

5. 多系統萎縮症

疾患概念

多系統萎縮症は小脳性運動失調、パーキンソニズム、自律神経障害、錐体路徴候を呈する神経変性疾患です。症状が多彩であり、パーキンソン症候群にも、脊髄小脳変性症にも含まれます。かつては小脳性運動失調を主徴とするオリーブ橋小脳萎縮症、パーキンソニズムを主徴とする線条体黒質変性症、自律神経障害を主徴とするシャイ・ドレーガー症候群として3つの異なる疾患と認識されていました。

その後、これら3つの疾患の病理ではオリゴデンドログリアに嗜銀性封入体（GCI：glial cytoplasmic inclusion）が特異的に認められることがわかり、3つの疾患を包括する概念として多系統萎縮症が提唱されました。また、CGIは抗αシヌクレイン抗体で染色すると陽性となることが報告され、パーキンソン病やレビー小体型認知症とともにシヌクレイノパチー（synucleinopathy）という疾患概念が提唱されるようになりました。

診断基準

多系統萎縮症の診断基準としてはGilmanらによるconsensus criteriaが一般的で、1998年に第1版が、2007年に改訂第2版が策定されました（**表1**）[1]。いずれも診断の信頼性を「確実例（definite MSA）」「ほぼ確実例（probable MSA）」「疑い例（possible MSA）」の3つに分けています。改訂版では、確実例と診断するには剖検でGCIの存在を証明する必要がありますので、生前の患者が確実例となることはありません。

Gilmanらの診断基準では、多系統萎縮症は自律神経障害と、パーキンソニズムや小脳性運動失調といった運動異常症とを兼ね備えた疾患であるとの考え方が根底にあります。評価した時点の症状がパーキンソニズム優位ならばMSA-P、小脳性運動失調が優位ならばMSA-Cとしています。これは初診時にMSA-PもしくはMSA-Cと診断しても、後になってパーキンソニズム優位か小脳性運動失調優位かが変われば、診断名が変わる可能性があることを示しています。また、自律神経障害のみが長期間目立つ症例では、MSA-PとするかMSA-Cとするか迷うことがあり得ます。

疫学・原因

多系統萎縮症は30歳代後半以降に発症するのがほとんどで、特に50歳代の発症が多くみられます。日本人の平均発症年齢は55.4±8.3歳[2]、58.1±8.1歳[3]といった報告があります。特定疾患治療研究事業の受給者数から、本邦の多系統萎縮症の患者数は現在11,000～12,000名程度と考えられています。しかし、まだ診断されてなかったり、パーキンソン病等の別の疾患と診断されていたり、診断されていても受給申請をしていなかったりする患者がいると推察され、正確な患者数はわかっていません。

日本では多系統萎縮症患者全体の3分の2がMSA-C、3分の1がMSA-Pといわれます[2-4]。一方、

欧米ではMSA-PがMSA-Cよりも多いようです[5,6]。地域や人種の差なのか、疫学調査に参加した施設の偏りなのか、その理由は不明です。

多系統萎縮症は孤発性の疾患で、ごくわずかに多

表1 Gilmanらによる改訂版多系統萎縮症診断基準

1. Definite MSA（確実例）

病理学的に、中枢神経に広範に、多数のαシヌクレイン陽性嗜銀性封入体（GCI）を認め、線条体黒質系もしくはオリーブ橋小脳系の変性所見を伴う。

2. Probable MSA（ほぼ確実例）

孤発性、進行性、成人発症（>30歳）で、1）を満たし、かつ2）あるいは3）を満たす。
1) 尿失禁（膀胱からの排尿調節障害、男性においては勃起障害を伴う）、あるいは起立性低血圧（起立3分以内に少なくとも収縮期で30mmHgか拡張期で15mmHgの血圧低下）の自律神経障害を認める。
2) L-dopa反応性の乏しいパーキンソニズム（動作緩慢に、筋強剛、振戦、あるいは姿勢反射障害を伴う）を認める。
3) 小脳症候群（歩行失調に、小脳性構音障害、四肢失調、あるいは小脳性眼球運動障害を伴う）を認める。

3. Possible MSA（疑い例）

孤発性、進行性、成人発症（>30歳）で、1）あるいは2）を満たし、かつ3）と4）を満たす。
1) パーキンソニズム（動作緩慢に、筋強剛、振戦、あるいは姿勢反射障害を伴う）を認める。
2) 小脳症候群（歩行失調に、小脳性構音障害、四肢失調、あるいは小脳性眼球運動障害を伴う）を認める。
3) 自律神経障害を示唆する以下の所見（他の原因では説明できない尿意切迫、頻尿・残尿、男性における勃起障害、あるいはprobable MSAの基準には達しないが有意な起立性低血圧）を少なくとも一つを認める。
4) additional featuresの少なくとも1項目以上を満たす。

Possible MSAのadditional features

1) Possible MSA-PあるいはMSA-C
  - 腱反射亢進を伴うBabinski徴候陽性
  - 喘鳴
2) Possible MSA-P
  - 急速進行性のパーキンソニズム
  - 乏しいL-dopa反応性
  - 運動症状出現3年以内での姿勢反射障害
  - 歩行失調、小脳性構音障害、四肢失調、あるいは小脳性眼球運動障害
  - 運動症状出現5年以内での嚥下障害
  - MRIにおける被殻、中小脳脚、橋、あるいは小脳の萎縮
  - FDG-PETにおける被殻、脳幹、あるいは小脳の代謝低下
3) Possible MSA-C
  - パーキンソニズム（動作緩慢と筋強剛）
  - MRIにおける被殻、中小脳脚、あるいは橋の萎縮
  - FDG-PETにおける被殻の代謝低下
  - SPECTあるいはPETにおける黒質線条体ドパミン作動性ニューロンの節前性脱神経

〈多系統萎縮症の診断を支持する特徴（red flags）と支持しない特徴〉

支持する特徴
　口部顔面ジストニア、頸部前屈、Camptocormia（高度の脊柱前屈）と/またはPisa症候群（高度の脊柱側屈）、手あるいは足の拘縮、吸気時のため息、高度の発声障害、高度の構音障害、いびきの出現または増悪、手足の冷感、病的笑いあるいは病的泣き、Jerkyなmyoclonus様の姿勢時あるいは動作時振戦

支持しない特徴
　典型的丸薬丸め様の静止時振戦、臨床的に有意な末梢神経障害、薬剤誘発性でない幻覚、75歳以上の発症、失調症やパーキンソニズムの家族歴、認知症（DSM-IVによる）、多発性硬化症を示唆する大脳白質病変

文献3、8）より引用、一部改変

発家系が報告されています。孤発性の神経変性疾患は原因特定が困難であることが多く、多系統萎縮症の原因はほとんどわかっていません。

症状

a. 小脳性運動失調

小脳の障害により運動の速度や大きさを調整したり、リズムをとったりするのが苦手になります。もっとも多くみられるのは歩行失調です。Gilmanらの多系統萎縮症診断基準では、小脳症状があると判断するには、歩行失調の存在が必須となります。歩行失調がある患者は、バランスが取りにくいため、両足を大きく開いて歩く開脚歩行（wide based gait）がみられます。また、軽度の歩行失調を検出するには、継ぎ足歩行をみるのが有効です。継ぎ足歩行とは、一側のつま先に対側の踵を接触させながら歩行する方法で、小脳性運動失調がある場合、バランスを崩し、うまく歩くことができません。

四肢の失調があれば、四肢を動かすときに目的の位置まで滑らかに動かず、上下左右にぶれます（運動分解）。また目的の位置でぴたっと止まらず、行きすぎたり、手前で止まったり、横へずれたりします（測定障害）。協働筋と拮抗筋の運動が素早く切り替えられなくなります（反復拮抗運動の障害）。反復拮抗運動障害がある患者に前腕の回内・回外をさせると、リズムの不整や動きの小ささ、肘の位置のぶれなどの異常が生じます。

眼球運動にも異常が現れ、円滑な動きができなくなります。また、視線をずらしたときに眼球が標的を通り越したり、標的の手前で止まったりします。一点を注視した場合に左右に眼球が揺れる眼振が出現することがあります。進行期には上下方向の眼球の可動範囲に制限がみられることもあります。

構音障害もわかりやすい症状です。話し方が緩慢になる、発語のリズムが不整になる、途切れ途切れになる（断綴性言語）、酔ったときのような不明瞭な話し方になる（slurred speech）、声の大きさが安定せず話し始めるときに急に大きな声になる（爆発性言語）、などの異常がみられます。

b. パーキンソニズム

パーキンソニズムとしては動作緩慢、筋強剛、振戦、姿勢反射障害があげられます。Gilmanらの多系統萎縮症診断基準では、パーキンソニズムがあると判断するには、動作緩慢の存在が必須となります。多系統萎縮症のパーキンソニズムはパーキンソン病と比べL-dopaに対する反応が乏しい、振戦が少ない、進行が早いといった特徴があげられます。MSA-P患者が発病からHoehn & Yahr重症度Ⅲ度に至るまで2.5年、Ⅳ度に至るまで3.6年であったとの報告があります[7]。一般にMSA-Pはパーキンソン病と比べて症状の左右差が乏しいとされています。

c. 自律神経障害

起立性低血圧、排尿困難、尿失禁、便秘、男性では陰萎などがみられます。起立性低血圧の評価法として受動的起立試験（Head up tilt試験）と自動的起立試験（Schellong試験）があります。Gilmanらの診断基準では収縮期血圧30mmHg以上もしくは拡張期血圧15mmHg以上の低下をもって起立性低血圧があると判断します。排尿障害は蓄尿障害（頻尿、尿意切迫、尿失禁）がみられることもあれば、排出障害（尿勢低下、排尿困難、尿閉）が生じることもあります。残尿も多系統萎縮症ではしばしばみられる所見です。自排尿後の導尿や超音波残尿測定で30mL以上の残尿が確認できれば、「残尿あり」と判断します。

d. 錐体路徴候

深部腱反射亢進や下肢病的反射がしばしば認められます。痙性麻痺は病初期においてはまれで、病期が進行すると少なからずみられる症状です。

e. その他

レム睡眠時に寝言、暴力、徘徊などの行動異常が出現するレム睡眠行動障害が比較的よくみられます。両側の声帯外転運動障害のため、吸気時の気道狭窄を来すことがあります。喉頭軟化症(floppy epiglottis)がみられることがあり、吸気時に喉頭蓋が気道の奥へと引き込まれるため、気道狭窄・閉塞の原因となり得ます。ときに局所性ジストニアがみられます。頸部前屈、いわゆる首下がりは比較的頻度の高い症状です。

画像の特徴

頭部MRIを撮像するときには水平断に加え、矢状断や冠状断も追加すると、後述の脳幹や被殻の萎縮が評価しやすくなります。小脳は小脳虫部も小脳半球も萎縮し、小脳溝が目立つようになります。橋の萎縮は上部よりも下部で、被蓋よりも腹側で目立ちます(図1a、c)。T2強調画像水平断では橋に"cross sign"と呼ばれる十字型の高信号域がみられることがあります(図1b)。Cross signは中小脳脚からの線維の変性を示唆しており、まず前後方向に、遅れて横方向に出現します。なお、cross signはSCA1-3でもみられることがあります。中小脳脚にも萎縮やT2高信号の所見が出現します。被殻の萎縮、被殻の背側部にT2低信号、それに接した外側の線状のT2高信号が出現します。左右差がみられたり、病初期でははっきりしなかったりすることがあります。

脳血流検査では病初期から小脳の血流低下があり、脳幹、被殻にも血流低下がみられます。

MIBG心筋シンチグラフィは、基本的に正常ですが、罹病期間が長くなると心筋／上縦隔集積比(H/M比)が軽度低下することもあります。

治療法

多系統萎縮症の治療は対症療法とリハビリテーショ

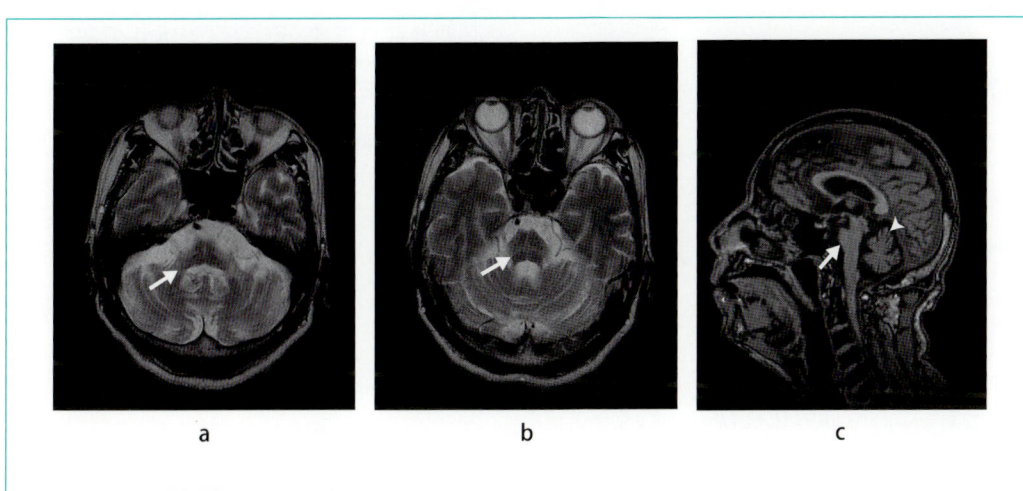

図1 多系統萎縮症患者の頭部MRI
a：MRI T2強調画像で中小脳脚の萎縮と高信号がみられる(矢印)
b：MRI T2強調画像で橋に十字型の高信号域(cross sign)がみられる(矢印)
c：MRI T1強調画像矢状断では橋の萎縮(矢印)と小脳の萎縮(矢尻)を認める

表2 自律神経障害の治療法

起立性低血圧	塩化ナトリウム摂取、弾性ストッキング着用 ドロキシドパ、ミドドリン、フルドロコルチゾン（保険適応外）などの内服
頻尿・切迫性尿失禁	抗コリン薬（プロピベリン、オキシブチニン、ソリフェナシン、イミダフェナシン）の内服
残尿・尿閉	コリン作動薬（ベタネコール、ジスチグミン）、α1遮断薬（ウラピジル）の内服 ※最終的には間欠導尿や膀胱カテーテル留置が必要となります
便秘	酸化マグネシウム、センナ系下剤、ピコスルファートナトリウムなど

ンが主体となります。治療をしていても症状の進行は避けられず、また進行も比較的早い疾患ですので、患者本人や家族の心理面のケアも大切です。症状が多彩であり、神経内科、リハビリテーション科、呼吸器内科、循環器内科、耳鼻咽喉科、泌尿器科、在宅診療医／看護師、ケアマネージャーなどの連携が重要です。

小脳性運動失調に対してはタルチレリン水和物が処方されますが、多くの患者で十分な効果を認めません。

パーキンソニズムにはパーキンソン病に準じた薬物療法を行うことがありますが、病初期に効果があっても、やがてその効果は減弱します。嚥下障害が出現すると、経口による水分摂取や栄養充足が困難になります。

自律神経障害の治療は対症療法が主となります（**表2**）。

声帯の外転障害は薬物治療での改善は期待できません。突然死の原因ともなり得るので、非侵襲的陽圧換気（NPPV：noninvasive positive pressure ventilation）を導入したり、気管切開を行ったりすることがあります。なお喉頭軟化症がみられる多系統萎縮症患者では、マスクによるNPPVを行うと喉頭蓋が気道の奥へと押し込まれ、気道狭窄が悪化する可能性が指摘されています。

誤嚥性肺炎を繰り返す症例では気管切開を行うことがありますが、唾液や分泌物の垂れ込みがあり、完全に誤嚥性肺炎を予防することはできません。気管切開に合わせて喉頭気管分離手術や声門閉鎖術などの誤嚥防止術を行うことで誤嚥性肺炎を予防できます（**Ⅳ-4参照**）。多系統萎縮症では、誤嚥防止術によって気道を確保し、誤嚥性肺炎を予防しても、中枢性と考えられる呼吸不全のために突然死することがあります。

経過・予後

経過はさまざまですが、平均的には発症から3年で歩行に補助具が必要になり、5年以内に車いすが必要となります。そして、約8年で寝たきりになるとされています（**図2**）[2]。死因は、突然死が多く、誤嚥性肺炎や尿路感染のような感染症、窒息などもあります。

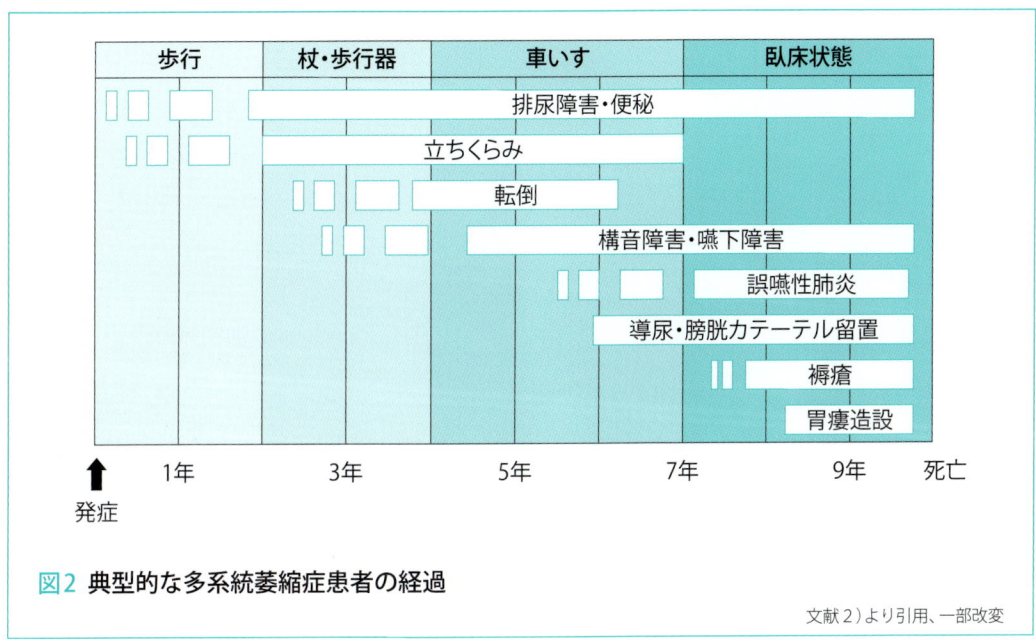

図2 典型的な多系統萎縮症患者の経過

文献2）より引用、一部改変

文献

1) Gilman S, Wenning GK, Low PA, et al. Second consensus statement on the diagnosis of multiple system atrophy. Neurology 2008;71:670-676.
2) Watanabe H, Saito Y, Terao S, et al. Progression and prognosis in multiple system atrophy: an analysis of 230 Japanese patients. Brain 2002;125:1070-1083.
3) 中島健二. Gilmanの臨床診断基準. Clinical Neuroscience 2013;31:345-347.
4) Tsuji S, Onodera O, Goto J, et al. Sporadic ataxias in Japan – a population-based epidemiological study. Cerebellum 2008;7:189-197.
5) Geser F, Seppi K, Stampfer-Kountchev M. The European Multiple System Atrophy-Study Group (EMSA-SG). J Neural Transm 2005;112:1677-1686.
6) May S, Gilman S, Sowell BB, et al. Potential outcome measures and trial design issues for multiple system atrophy. Mov Disord 2007;22:2371-2377.
7) 三輪英夫, 近藤智善, 水野美邦. 線条体黒質変性症と孤発性オリーブ橋小脳萎縮症－臨床的鑑別の妥当性について. 脳神経 1999;51: 305-312.
8) 水野美邦編. 神経内科ハンドブック. 第4版. 東京: 医学書院; 2010. p. 987.

（向井 洋平）

II. パーキンソン症候群の摂食嚥下障害の特徴

1. 正常な嚥下 ──────────────── 34

2. 嚥下造影検査による評価 ──────────── 38

3. パーキンソン症候群で注目すべき7つの所見 ──── 40

4. パーキンソン病、レビー小体型認知症の
   摂食嚥下障害の特徴 ───────────── 46

   Case Study 1 ── 52

5. 進行性核上性麻痺の摂食嚥下障害の特徴 ────── 54

6. 大脳皮質基底核変性症の摂食嚥下障害の特徴 ──── 58

7. 多系統萎縮症の摂食嚥下障害の特徴 ──────── 60

II. パーキンソン症候群の摂食嚥下障害の特徴

1. 正常な嚥下

嚥下とは

　嚥下とは食物を口腔から食道に送り込むための運動です。食物が通過する経路は、口腔がもっとも広く、食道入口部に向けて狭い管状構造になっています。そして、咽頭から食道は頸椎と気管に挟まれて潰れ、咽頭の途中には喉頭口が開いた状態でつながっています（**図1**）。このような構造では、口腔から咽頭に流れ込んだ液体は気管に侵入します。また、固形物は食道に到達しません。食物を気道内に侵入させず、径の狭い食道へと食物を輸送するために、嚥下を行います。嚥下は反射で制御された、再現性の高いパターン運動です。嚥下の運動パターンは、液体を嚥下するときの4期モデルと固形物を咀嚼して嚥下する（咀嚼嚥下）ときのプロセスモデルで説明することができます。

液体の命令嚥下

　嚥下造影検査（VF：videofluoroscopic examination of swallowing）では、被験者は液体を口腔に溜め、検者の指示で嚥下を開始します。このような嚥下を命令嚥下（指示嚥下）といい、4期モデルで説明されます[1]。4期モデルでは口腔準備期、口腔送り込み期、咽頭期、食道期に分けられます。なお、運動器官の動きを説明する「期」と液体の位置を表す「相」は異

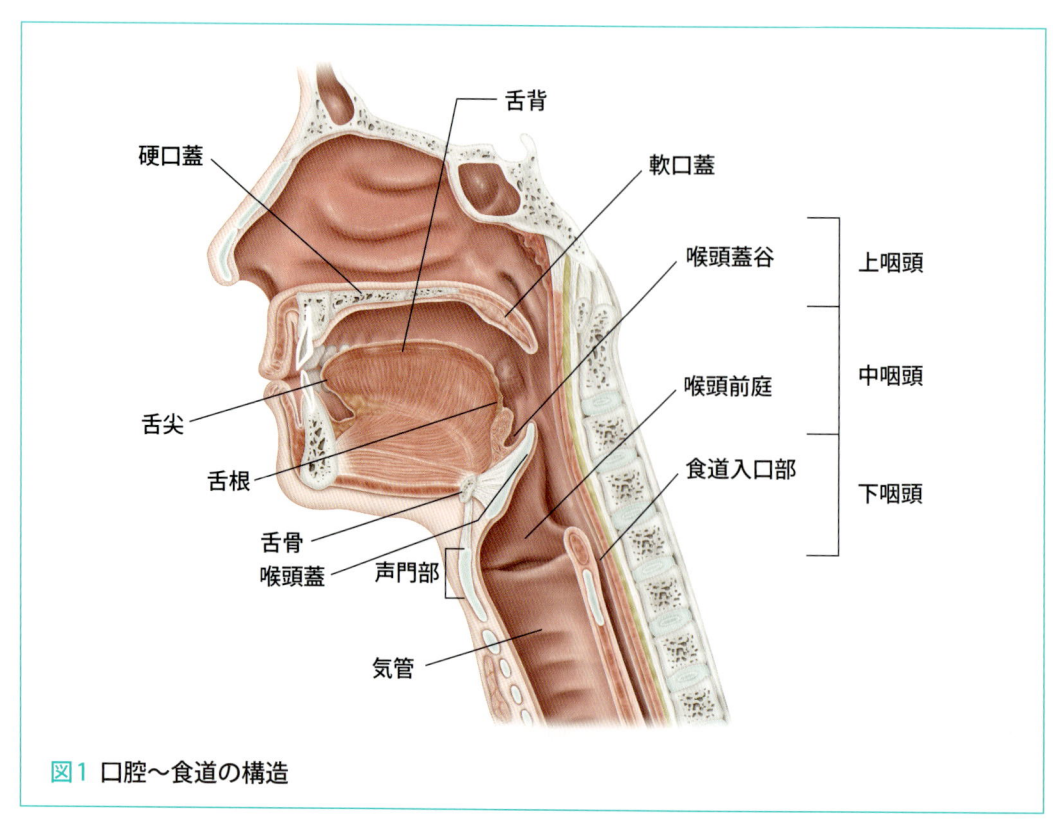

図1　口腔〜食道の構造

図2 液体嚥下の4期モデル

a：口腔準備期
b：口腔送り込み期
c：咽頭期
d：食道期

← 液体の動き
←--- 運動器官の動き

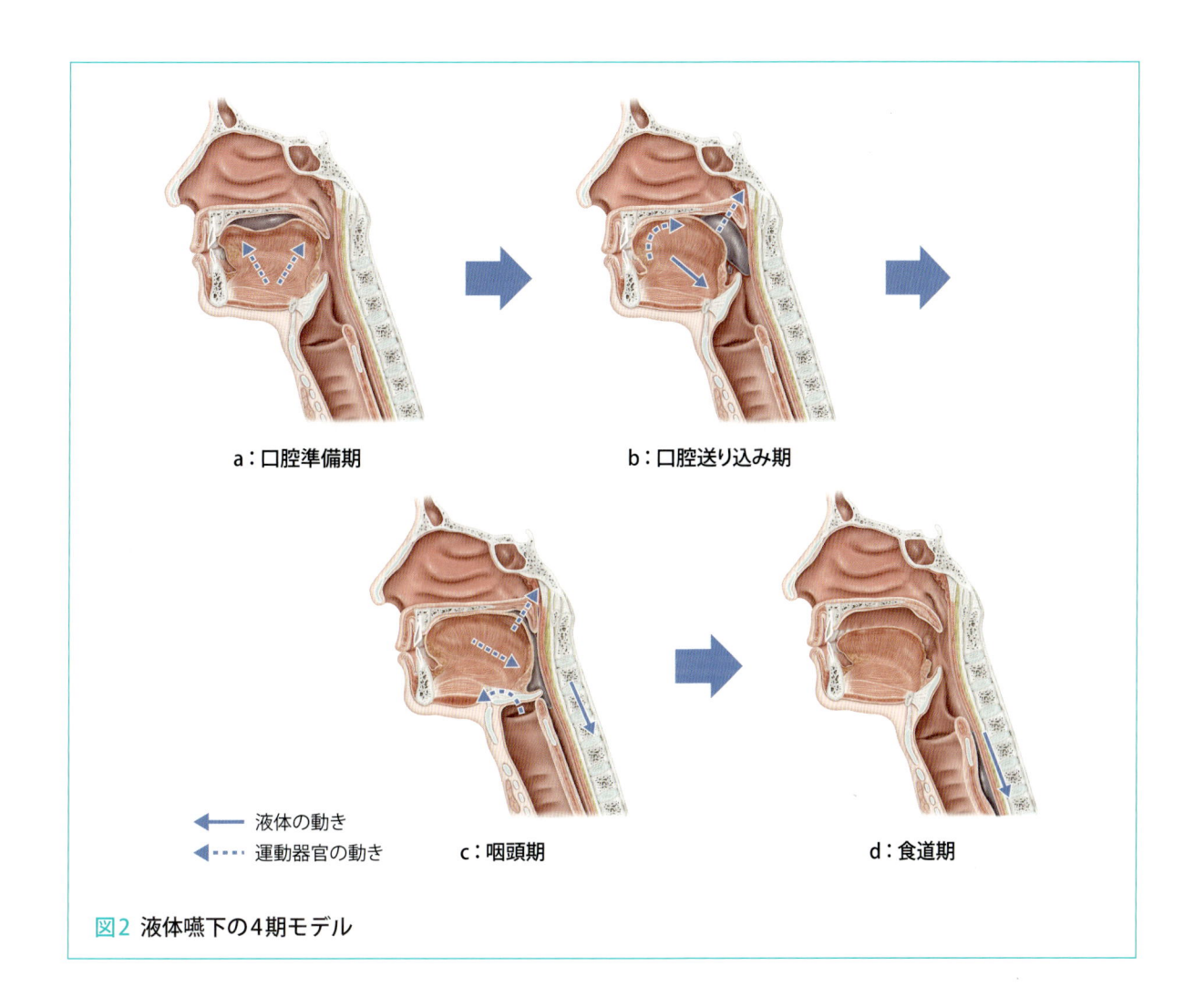

なります。

　口腔準備期には液体は口腔に保持され、液体が漏れないように口唇は閉鎖されます。また、咽頭に流れ込まないように舌後方と軟口蓋が密着し、口峡部を閉鎖します（図2a）。

　口腔送り込み期には液体は口腔から咽頭に送り込まれます（図2b）。舌による送り込み運動には2つのタイプがあり、tipper型では舌尖部が挙上し舌背にある液体を送り込みます。また、dipper型では舌尖部が口底にある食物をすくい上げるように挙上します。どちらの送り込みにおいても口唇は閉鎖した状態で、舌尖部は上の前歯に接し、舌背は硬口蓋に接触しながら軟口蓋に向かって挙上します。この運動で舌と硬口蓋の間に圧ができ、液体を後方へと絞り出します。また、軟口蓋が挙上することによって上咽頭への逆流を防ぎます。

　咽頭期に入ると液体は咽頭に流入し、嚥下反射が惹起されます。嚥下反射は、口腔から送り込まれた液体の先端が下顎骨下縁を越えた辺りで惹起されますが、年齢が高くなると、嚥下反射の惹起が遅れ、より食道に近い場所（下方）で惹起されることがあります。

　嚥下反射が惹起されると喉頭が挙上し、喉頭蓋が下方に倒れ、披裂軟骨と接触します。この動きによって喉頭口が一時的に閉鎖されます。また、喉頭は前方にも移動し、気管と頸椎の間を離し、咽頭腔を拡げます（図2c）。さらに舌根が後方に移動し、中咽頭が収縮します。この一連の動きによって、液体は喉頭

II-1. 正常な嚥下

蓋の両脇を移動し、気管に入ることなく、下咽頭へと進みます。下咽頭は中咽頭に続いて収縮します。

ほぼ同時に、食道入口部が開大し、液体は食道へと送り込まれ食道期になります（図2d）。

食道期には液体は食道の蠕動運動と重力によって下方に送られ、胃に到達します。

このように嚥下は、液体の輸送経路の形成と送り込み、そして、気道への侵入を遮断する巧妙な運動になっています。

固形物の咀嚼嚥下

固形物はサイズが大きく、液体のように咽頭に送り込むわけにはいきません。しかし、飲み込めるサイズになるまで咀嚼し、口腔で食塊を形成してから一度に咽頭に送りこむのでは能率が悪く、嚥下に時間がかかります。咀嚼を伴う嚥下（咀嚼嚥下）では、液体と異なる嚥下パターンがみられ、プロセスモデルで説明されます。

口腔に食物が入ると、舌によって臼歯に運ばれます。この舌による食物の送り込みを第一期輸送といいます。第一期輸送は、効率よく臼歯で食物を粉砕するために行われる運動です（図3a）。そのため、臼歯の欠損があったり、臼歯に痛みがあったりする場合には惹起されないことがあります。

第一期輸送に続いて咀嚼運動が開始されます。舌と下あごは連動して咀嚼運動を行い、咀嚼中にも、粉砕された食物は中咽頭へ送られます（図3b）。この咀嚼中の食物の送り込みを第二期輸送といいます。口腔で食物を咀嚼し終えてから咽頭へ送り込むのではなく、咀嚼と食物の送り込みとを並行して行うのは、能率よく食べるための工夫です。第二期輸送は無意識に行われていますが、食物の形態や量、味にも影響され、健常者であっても第二期輸送が惹起されないことがあります。

第二期輸送によって中咽頭に送られた食物が、ある程度の量になると嚥下反射が惹起されます（図3c）。嚥下反射が惹起されるとき、咀嚼運動は中断され、しっかりと咬合した状態になります。嚥下反射における嚥下関連筋群の動きは液体の嚥下とほぼ同様ですが、固形物の嚥下では能動的な送り込みの要素が強く、重力だけでは食物を送り込むことができません。

食道期には食物は食道の蠕動運動と重力で胃に送られます（図3d）。

嚥下の神経機構

4期モデルにおいてもプロセスモデルにおいても、複数の嚥下関連筋が時間的順次性をもって機能します。さまざまな筋肉に命令を送り、運動パターンを形成しているのが、嚥下の中枢パターン発生器（CPG：central pattern generator）です。CPGは延髄弧束核、およびその近傍の網様体に存在すると考えられています[2]。

食物の位置情報は三叉神経、舌咽神経、上喉頭神経といった感覚神経を経由して延髄弧束核に入力され、CPGに伝わります。CPGは疑核や舌下神経核に順次、命令を送ります。このようにして異なる神経核に支配された嚥下関連筋群が協調して収縮弛緩し、嚥下の運動パターンを形成します（図4）。大脳皮質や大脳基底核の役割はまだ十分に解明されていません。大脳基底核からのドパミンは嚥下反射や咳嗽反射にかかわるサブスタンスPの合成を促進すると考えられています。

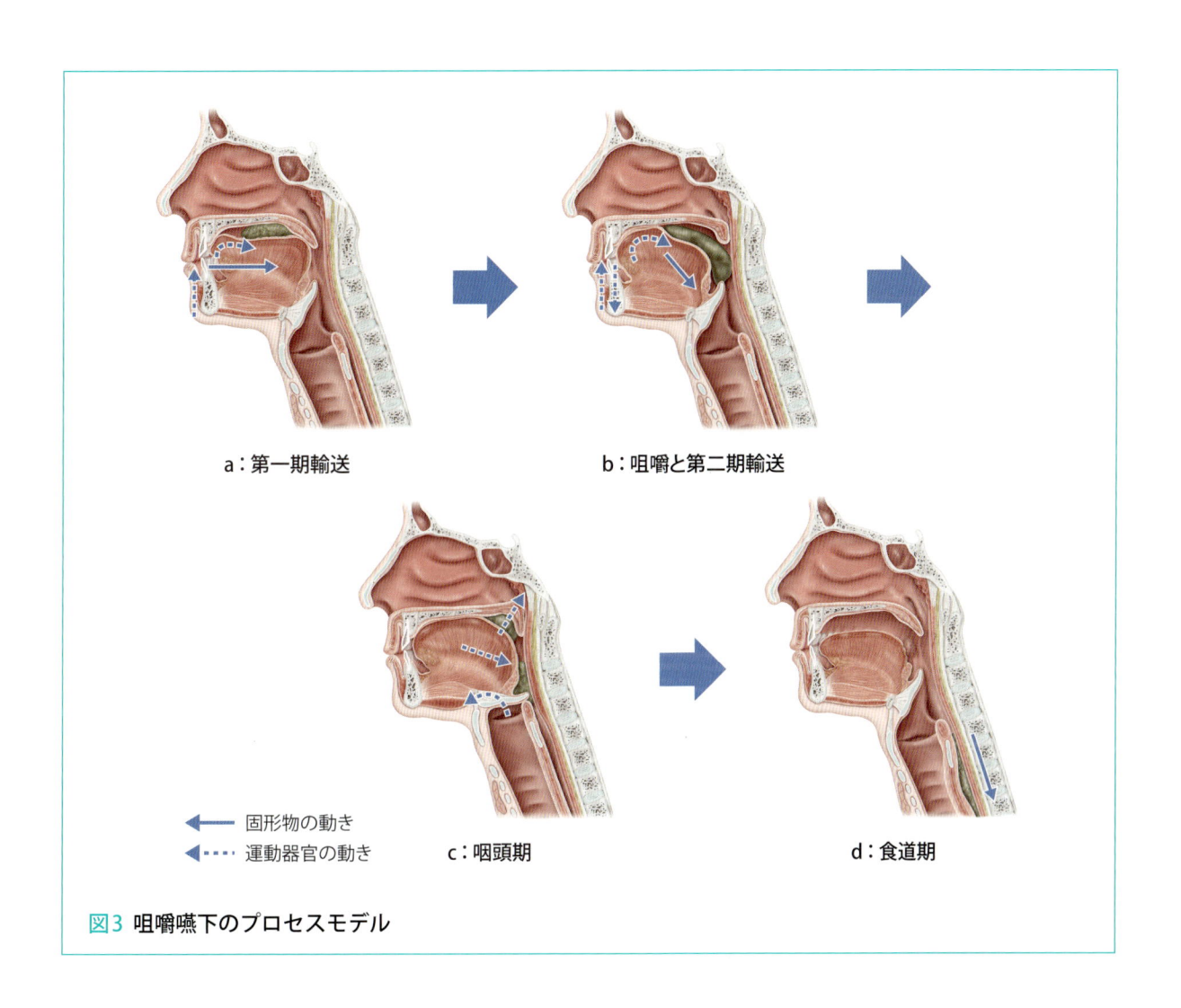

図3 咀嚼嚥下のプロセスモデル

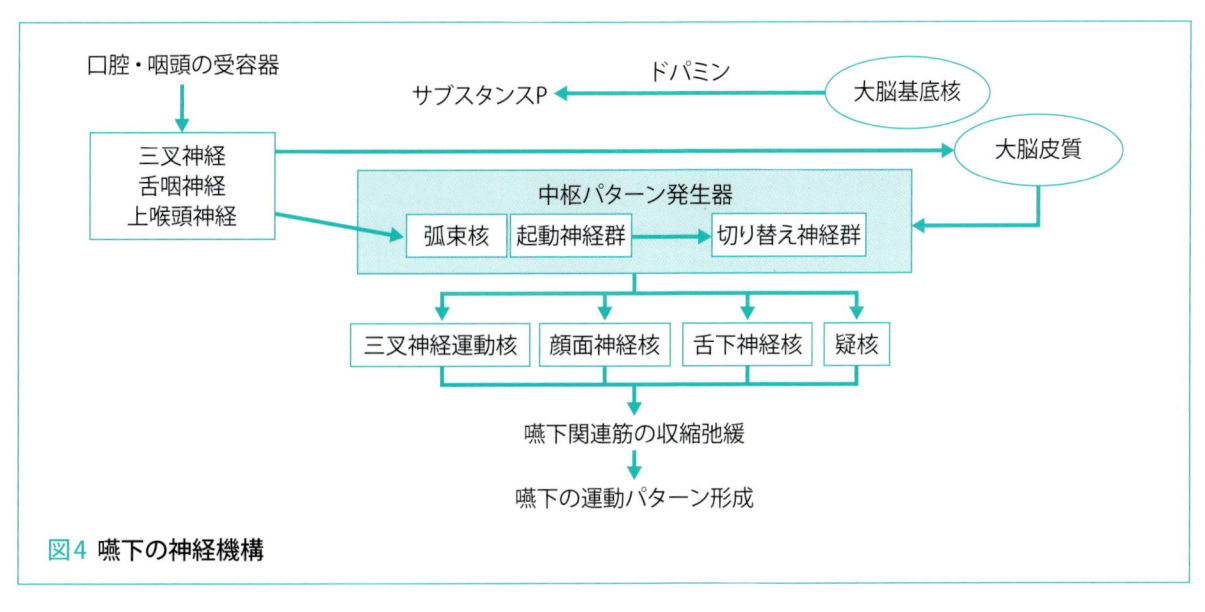

a：第一期輸送
b：咀嚼と第二期輸送
c：咽頭期
d：食道期

← 固形物の動き
◄---- 運動器官の動き

図4 嚥下の神経機構

口腔・咽頭の受容器 → 三叉神経／舌咽神経／上喉頭神経
ドパミン ← 大脳基底核 → サブスタンスP
三叉神経・舌咽神経・上喉頭神経 → 大脳皮質
中枢パターン発生器：弧束核／起動神経群 → 切り替え神経群
→ 三叉神経運動核／顔面神経核／舌下神経核／疑核
→ 嚥下関連筋の収縮弛緩
→ 嚥下の運動パターン形成

文献

1) Palmer JB, HiiemaeKM. Integration of oral and pharyngeal bolus propulsion: a new model for the physiology of swallowing. 日摂食嚥下リハ会誌 1997;1:15-30.
2) 梅崎俊郎. 嚥下の神経機構. 高次脳機能研究. 2007;27:215-221.

（山本 敏之）

Ⅱ. パーキンソン症候群の摂食嚥下障害の特徴

2. 嚥下造影検査による評価

嚥下機能の評価

嚥下機能の評価には嚥下造影検査（VF：video-fluoroscopic examination of swallowing）が有用です。この検査によって嚥下中の嚥下関連筋群の動きと食物輸送の状態を評価し、嚥下モデルと比較します。また、患者の変化を評価することは、進行する疾患において重要なことです。たとえば健常高齢者よりも咽頭の残留が目立つパーキンソン症候群患者で、2年前のVFで同じ所見があったとしても誤嚥性肺炎や窒息を発症することなく経口摂取を続けられていれば、経口摂取を中止する必要はありません。もし以前はなかった異常所見が現れた場合には、経口摂取の継続によって問題が現れないか、注意深く経過観察しなければなりません。

VFは嚥下障害の合併が疑われる患者に実施することが多いため、検査中にも誤嚥や窒息のリスクを伴います。患者やその家族に検査の必要性を十分に説明し、同意を得た上で検査を行うことが望ましいです。筆者の施設ではすべての患者から文書による検査同意を得ています（**資料1**）。

評価の方法

パーキンソン症候群患者の嚥下評価では、異なる時期に複数回、検査をする可能性を考え、検査で使う模擬食品の物性や量を統一する必要があります。筆者の施設では2倍希釈した110％w/v液体バリウム10mLを使って4期モデルを評価し、バリウムを混ぜたコンビーフ（固形物）8gを使ってプロセスモデルを検査しています。なんらかの異常がみられた場合、食形態の調整に役立つ情報を得るため、適宜、粘性の異なるとろみでも評価します。

VFの記録は、30フレーム/秒の動画として記録します。パーキンソン症候群では口腔から咽頭への送り込みが悪いことが多いため、透視では咽頭部だけではなく、口腔もみるようにします。また、頸椎の形状、食道上部も透視するようにします。目安として、咽頭部が画面の中央になるように位置を調整します。被験者の肩が咽頭部の邪魔になる場合には、被験者の腕をいすの手すりから下すと肩が下がります。VFの詳細は、日本摂食嚥下リハビリテーション学会のマニュアルを参照してください（http://www.jsdr.or.jp/doc/doc_manual1.html）。

評価における注意点

VFでは検査終了後の評価が重要です。嚥下反射は2秒程度であるため、透視室内で読影できる所見には限界があります。検査終了後に動画をコマ送りで見直し、嚥下モデルから逸脱する所見をチェックしましょう。また、患者の嚥下機能は、医師、看護師、言語聴覚士といった多職種で共有されなければならない情報です。検査結果を診療録に記録するようにしましょう。

繰り返しになりますが、パーキンソン症候群は進行する疾患です。経過を比較できるように記録を残しましょう。

資料1 NCNP版 嚥下造影検査 説明・同意書

嚥下造影検査　説明・同意書

目　的

安全に口から食べ物を食べていただくために，飲みこみ（嚥下）の機能を評価します．検査対象は，嚥下障害が疑われる者，嚥下障害を合併する疾患で治療中の者，これから胃瘻造設する予定の者，これから経口摂取を開始する予定の者になります．

方　法

嚥下造影検査はX線透視室で椅子や車いすに座って行います．医師の立会いで，造影剤を含んだ検査食を食べていただきます．その様子をX線で透視し，録画します．検査時間は15分程度，X線照射時間は5分程度です．すべて保険診療で行われます．

嚥下造影検査前の評価について

安全に嚥下造影検査を行うために，検査前にスクリーニング検査を実施します．スクリーニング検査の結果を見て，嚥下造影検査で使用するバリウムの量や性状を変更します．

嚥下造影検査の危険性

1. 万が一，検査中に誤嚥した場合は，その場で吸引し，誤嚥したものを取り除きます．必要に応じて検査翌日に血液検査，胸部CT写真を実施します．
2. 嚥下造影検査で飲んでいただくバリウムは，上部消化管造影検査で使われるバリウムよりも濃度が低く，使用する量も少ないため，検査後の下剤は必要ありません．ただし，必要に応じて下剤を内服していただくことがあります．
3. バリウム製剤やその他の医薬品で過敏症反応を示したことがある場合，稀にアナフィラキシー様症状があらわれます（0.1％未満）．異常があらわれた場合には，適切な処置を行います．

倫理事項

今後，検査結果は学術的な場において発表される場合があります．研究についての情報は，公告により公開します．いかなる場合も個人を特定されるような情報は公表いたしません．

説明日：　　　年　　　月　　　日　　　説明医師：＿＿＿＿＿＿＿＿＿＿＿＿＿＿＿＿

検査日：　　　年　　　月　　　日

わたしは上記項目について担当医から説明を受け，理解し，納得いたしましたので同意します．

同意日：　　　年　　　月　　　日　　　患者名：＿＿＿＿＿＿＿＿＿＿＿＿＿＿＿＿

（自書できない場合，もしくは未成年者の場合）代理人：＿＿＿＿＿＿＿＿＿＿＿＿＿＿（続柄）＿＿＿＿

（山本 敏之）

Ⅱ. パーキンソン症候群の摂食嚥下障害の特徴

3. パーキンソン症候群で注目すべき7つの所見

嚥下造影検査の読影

　嚥下造影検査（VF：videofluoroscopic examination of swallowing）からは、さまざまな所見を得ることができます。臨床の場ではその中から必要な情報を見落としなく読影することが要求されます。正常な嚥下からの逸脱を評価するため、筆者の施設では、2倍希釈した110％w/v液体バリウム10mLで4期モデルを再現し、バリウムを混ぜたコンビーフ8gでプロセスモデルを再現しています。ここではパーキンソン症候群患者のVFの読影において、重要と思われる7つの所見について解説します。

誤嚥

　食物が声門を越えて気道に入ることを誤嚥といいます。そして、食物が喉頭に入り、声門を越えない場合を喉頭侵入といいます（図1）。喉頭侵入は健常者でもみられることがあり、必ずしも障害とはいえませんが、誤嚥は重篤な嚥下障害を示唆する所見です。

　誤嚥した患者の肺炎発症のリスクの判断には、誤嚥した異物の深達度をみます。誤嚥した異物が、気道の下方まで侵入している患者ほど誤嚥性肺炎を発症するリスクが高いといえます。

　誤嚥した異物を気管から排出するのに有効なむせがあったかも評価しましょう。パーキンソン症候群患者は、しばしばむせのない誤嚥（不顕性誤嚥）を認

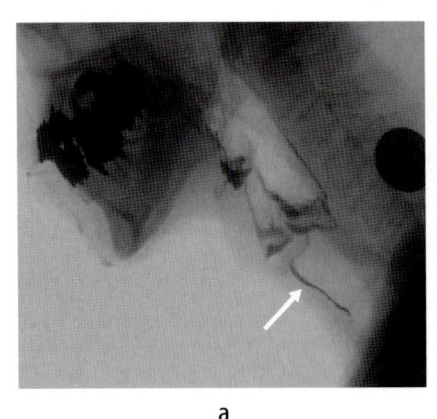

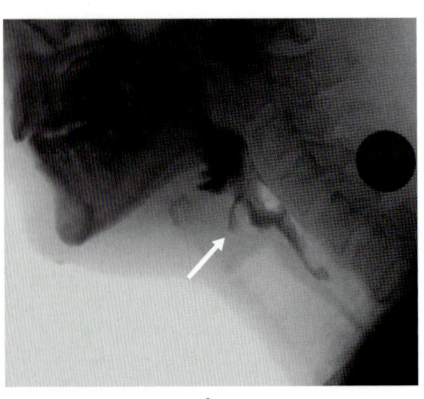

図1 誤嚥と喉頭侵入
a：誤嚥。75歳 男性 パーキンソン病（Hoehn & Yahr重症度Ⅲ度）。バリウムが声門を越えて気管に侵入している（矢印）
b：喉頭侵入。78歳 男性 パーキンソン病（Hoehn & Yahr重症度3度）。バリウムが喉頭に侵入しているが、声門を越えない（矢印）

めます[1]。また、むせがあっても咳嗽時の呼気流速が低く、気管から異物を排出することができない患者もいます。どちらの場合も誤嚥性肺炎を発症するリスクが高いと考えます。

喉頭侵入の量が多い患者は、嚥下後に誤嚥することがあります。検査後、発熱や喀痰の増加など、肺炎を疑う症状が現れないか、注意して観察しましょう。

嚥下反射のタイミング

嚥下反射のタイミングは食物が送り込まれてからの時間ではなく、嚥下反射が開始されたときの食物の位置で評価します(**図2**)。嚥下反射の開始は、舌骨が急速に上前方に移動し始めたときと定義され、その時点でバリウムがどこまで到達しているかをみます。嚥下反射が開始されたときに食物が口腔に近い位置にあるほど安全な嚥下です。正常な液体の嚥下では、液体が下顎骨下縁と舌根の交叉点あたりに到達したときに嚥下反射が惹起されます。しかし、咽頭での液体の通過は重力による受動的な輸送の要素があり、通過速度が速く、健常者でも高齢になると嚥下反射のタイミングに遅れが生じます。パーキンソン症候群では運動開始の障害や運動速度の低下もあるため、嚥下反射のタイミングが遅れます。

嚥下反射が開始されたとき、すでに食物が下咽頭まで到達していると、喉頭挙上中に喉頭に液体が入り、誤嚥することがあります。嚥下反射の開始が遅れ誤嚥している患者には、液体にとろみをつけ、咽頭での通過速度を遅らせることで誤嚥を予防できる場合があります。

固形物の嚥下では、嚥下関連筋の働きによる能動的な食物輸送が行われ、咽頭での食物の通過スピードは遅くなります。嚥下反射の惹起が間に合わないことはまれですが、嚥下反射の惹起が悪いと食物が喉頭蓋よりも下方で嚥下反射が開始されます。また、液体と固形物の両方が含まれる食物では、健常者であっても咀嚼中に液体が下咽頭まで垂れ込むことがあります。

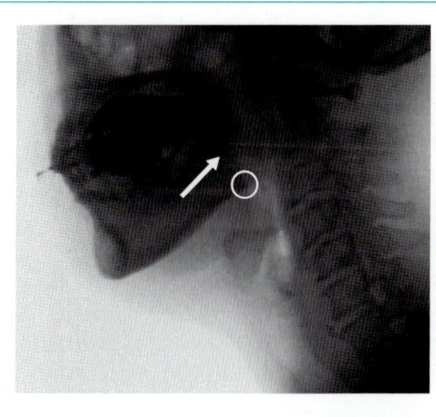

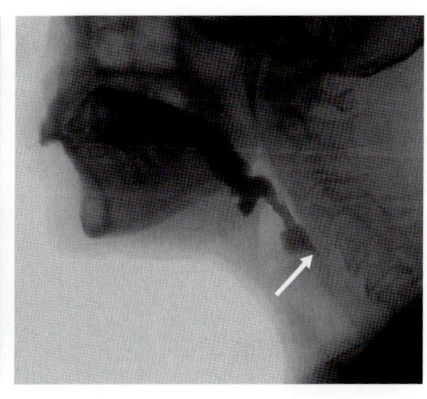

図2 嚥下反射のタイミング(液体の嚥下)
a:73歳 女性 進行性核上性麻痺。下顎骨下縁と舌根の交叉点(円)よりも口腔側(矢印)で嚥下反射が惹起される
b:69歳 女性 多系統萎縮症。下咽頭まで液体が流れ込んでも嚥下反射が惹起されない(矢印)

咽頭残留

パーキンソン症候群患者は、しばしば喉頭蓋谷や梨状窩に食物が残留します（図3）[2]。喉頭蓋谷の残留は、舌根部の後方移動の低下や中咽頭の収縮圧低下が原因になります。また、梨状窩の残留は下咽頭の収縮圧低下や食道入口部の弛緩不全が原因になります。

固形物が咽頭に残留する場合、その量が多くなると気道が塞がれ、窒息します。また、食物残留自体が食物の通過の障害物になり、液体だけの嚥下では誤嚥しない患者でも、咽頭に残留がある状態で液体を嚥下すると誤嚥する場合があります。交互嚥下の指導では、むせを確認するようにしましょう。

咽頭残留は無意識の嚥下で解消することがありますが、姿勢を変えたときなどに残留物を誤嚥することがあります。つまり、嚥下直後は問題がなくても、しばらくしてから咽頭残留を誤嚥することがあります。VFで咽頭残留を認めた患者には、就寝のために横になったときにむせることはないか、食事の後に咳とともに食物残渣や内服薬が出てくることがないかなどを注意深く問診しましょう。

頸椎

患者を透視したときには、まず頸椎の形態と姿位を観察しましょう。頸椎の骨棘や前縦靱帯の骨化はパーキンソン症候群特有の症状ではありませんが、これらの異常のため咽頭が圧迫されている患者には注意が必要です[3]。レビー小体病や進行性核上性麻痺では頸部伸展位がしばしばみられます。また、パーキンソン病や多系統萎縮症では首下がりが起こり得ます（図4）。姿勢の矯正で嚥下障害が改善する患者もいますが、進行性核上性麻痺など、頸部の可動域が制限され、矯正できない場合があります。

咽頭腔の拡張

嚥下前に咽頭腔の拡張も評価しましょう。パーキンソン症候群患者では、しばしば咽頭腔の拡張がみられます[4]。咽頭腔が広い場合、舌根部や咽頭壁は咽頭収縮のためにより長い距離を移動します。咽頭が収縮し切れず咽頭内圧が不十分だと、食物は咽頭に残留します。咀嚼が不十分なまま、広い咽頭に食物

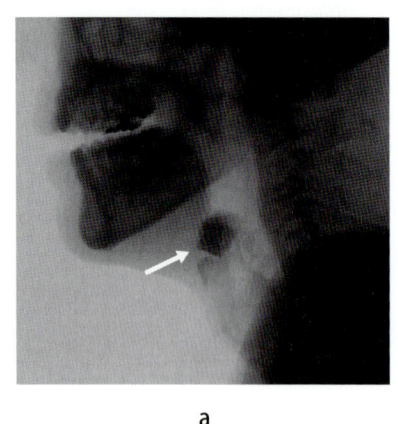

図3 咽頭残留（固形物の嚥下後）
a：72歳 男性 パーキンソン病（Hoehn＆Yahr重症度Ⅳ度）。喉頭蓋谷に残留がみられる
b：76歳 男性 レビー小体型認知症（Hoehn＆Yahr重症度Ⅳ度）。梨状窩に残留がみられる

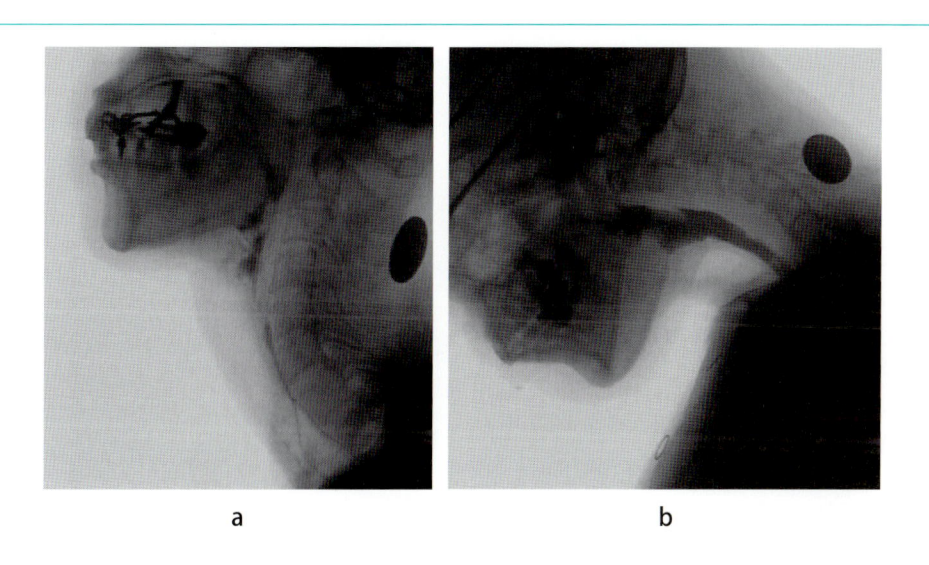

図4 頸部伸展位と首下がり

a：74歳 女性 パーキンソン病（Hoehn & Yahr重症度Ⅳ度）。頸部伸展位がみられる
b：69歳 女性 多系統萎縮症。首下がりがみられる

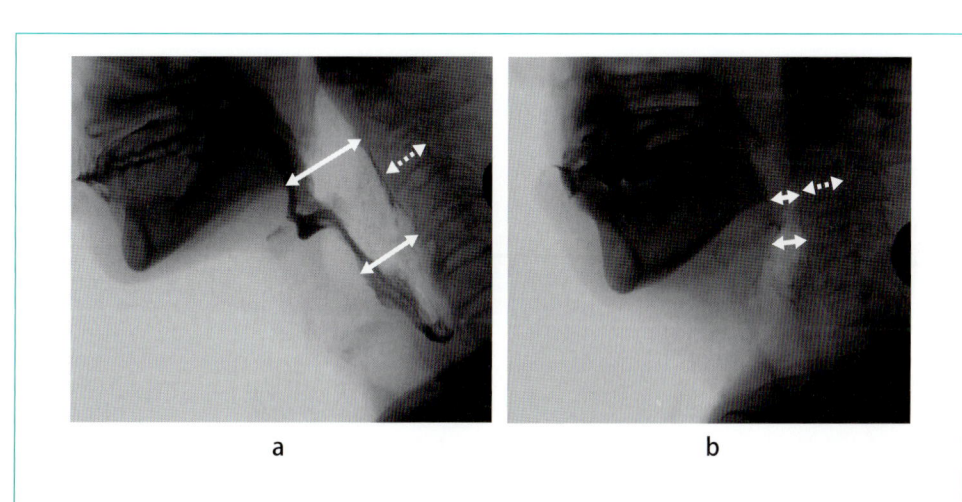

図5 咽頭腔の拡張

a：84歳 男性 レビー小体型認知症（Hoehn & Yahr重症度Ⅲ度）。咽頭腔の拡張あり。頸椎の前後長（矢印破線）に比べて、咽頭前後長が長い（矢印実線）。嚥下後の咽頭残留が多い
b：84歳 女性 パーキンソン病（Hoehn & Yahr重症度Ⅳ度）。咽頭腔の拡張なし。嚥下後の咽頭残留はない

が送られると、咽頭が塞がれ窒息するリスクがあります。

筆者らは咽頭腔を側面から透視したときに、椎体の前後長よりも咽頭の前後長が広い場合を「咽頭腔の拡張あり」と判断しています（図5）。

食道入口部の開大

パーキンソン症候群患者には、食物が通過するときの食道入口部の開大が悪い患者がいます（図6）[5]。これは検査後にコマ送りで動画をみなければ、評価が困難です。食道入口部の広がりが悪い場合、下咽

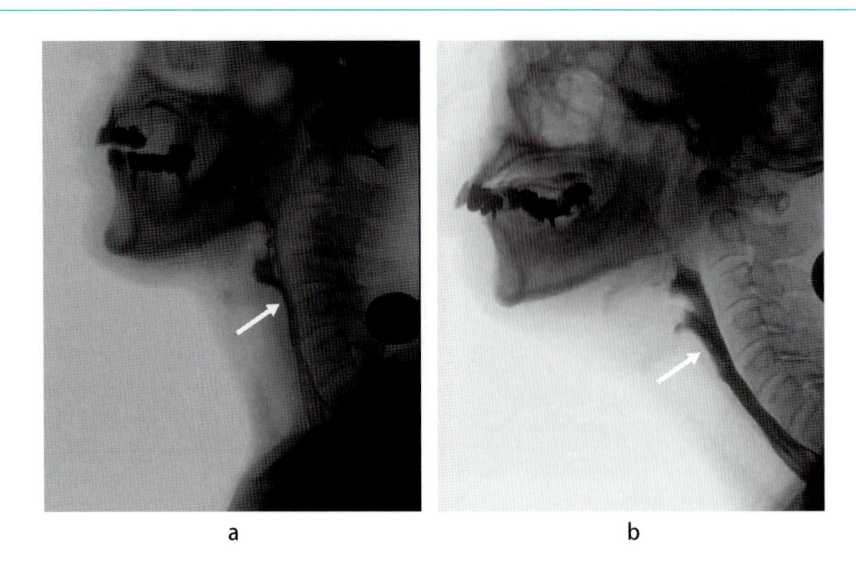

図6 食道入口部の開大
a：69歳 男性 パーキンソン病（Hoehn&Yahr重症度Ⅲ度）。食道入口部の開大不良（矢印）
b：74歳 男性 パーキンソン病（Hoehn&Yahr重症度Ⅲ度）。食道入口部の開大良好（矢印）

頭から食道へ食物を送り込むことが困難になります。食道入口部の開大不全の原因には、輪状咽頭筋の弛緩不全、頸椎による圧迫、喉頭挙上不全、下咽頭の収縮不全など、さまざまあります。輪状咽頭筋切断術によって改善する場合もあり、疾患の進行スピードや患者の状態を勘案し治療方針を決める必要があります。

口腔からの送り込み

錐体外路症状の強いレビー小体病患者や多系統萎縮症患者、進行性核上性麻痺患者は、口腔送り込み期の障害が現れ、あたかも咽頭に送り込むことを躊躇しているようにみえます。しかし、患者自身は送り込みを躊躇しているわけではなく、身体症状として送り込むことができません。舌の反復送り込みや少量ずつ咽頭に送り込む分割嚥下を認めます（**図7**）[6]。また、大脳皮質基底核変性症患者では、食物を口腔から咽頭になかなか飲み込めず、舌運動と咀嚼だけを続けることがあります。

口腔からの送り込み障害を示唆する所見は、①送り込みが開始できず、いつまでも口の中に溜まっている（液体の嚥下であれば、嚥下を指示してから1.8秒以上、嚥下が開始されない）、②送り込みが不十分

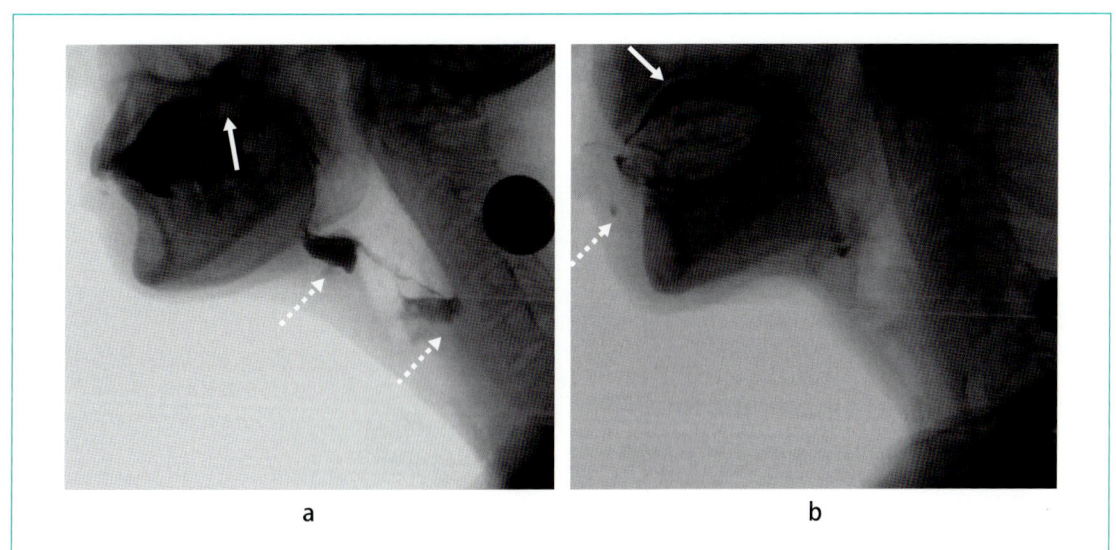

図7 口腔からの送り込み障害
a：67歳 女性 レビー小体型認知症（Hoehn & Yahr重症度Ⅲ度）。液体嚥下前。舌後方が挙上したまま（矢印実線）、咽頭に垂れ込む（矢印破線）が嚥下反射が惹起されない
b：67歳 女性 多系統萎縮症。液体嚥下後。口唇からの漏れがあり（矢印破線）、嚥下後にも関わらず、口腔に残留が多い（矢印実線）

で送り込んだ後も口腔内残留がある、③口腔保持が悪く不用意に咽頭に流れ込んだり、口唇から漏れたりするなど、さまざまです。パーキンソン症候群患者は、嚥下障害のために内服が困難になると治療に支障を来します。また、口腔での保持が悪いと咽頭への流入に嚥下反射が間に合わず、誤嚥することがあります。

文献

1) Bird MR, Woodward MC, Gibson EM, et al. Asymptomatic swallowing disorders in elderly patients with Parkinson's disease: a description of findings on clinical examination and videofluoroscopy in sixteen patients. Age Ageing 1994;23:251-254.
2) Leopold NA, Kagel MC. Pharyngo-esophageal dysphagia in Parkinson's disease. Dysphagia 1997;12:11-18; discussion 19-20.
3) 山本敏之. パーキンソン病のVisual View パーキンソン病の嚥下障害の対策. Fronti Parkinson Dis 2013;6:80-84.
4) 山本敏之. Skill Up：画像診断のより上手な使い方 パーキンソン病における嚥下障害の造影検査所見. Fronti Parkinson Dis 2012;5:34-38.
5) Nagaya M, Kachi T, Yamada T, et al. Videofluorographic study of swallowing in Parkinson's disease. Dysphagia 1998;13:95-100.
6) 栗原和男, 北耕平, 平山惠造ら. Parkinson病における嚥下障害. 臨床神経. 1993;33:150-154.

（山本 敏之）

II. パーキンソン症候群の摂食嚥下障害の特徴

4. パーキンソン病、レビー小体型認知症の摂食嚥下障害の特徴

歴史的背景

1817年に出版されたパーキンソン病に関する原著"An Essay on the Shaking Palsy"には嚥下障害についての記載が散見されます[1]。その一部を抜粋すると、「もはや自分で食事もできないのみならず、食物を口に運ぶ場合、舌や咽頭その他の筋の動きが、不断の振戦のため著しく妨げられ、食物を口腔内に含んで咀嚼し、かつ嚥下することが難しいのである。また、同じ理由により、もう一つの大変不快な症状が起こる。すなわち唾液が咽頭の後部へうまく下らないため、絶えず分泌される唾液は食物片と混ざり、患者にはもはや口腔を空にすることができなくなる」「栄養のための流動食も唾液と一緒に絶えず口外に漏れてしまう」など、嚥下障害の所見が克明に記載されています。そして進行期には「嗜眠状態が続き、その他、極度の疲れ、衰弱の徴とともに不帰の客となる」と締めくくられています[2]。

原著には誤嚥や誤嚥性肺炎の合併を示唆する症状、すなわち食事中のむせこみや発熱、呼吸不全などの記載はなく、当時のパーキンソン病患者は摂取困難を原因とした栄養障害が死因になったと推察されます。流涎は現在でもパーキンソン病でよくみられ、無意識の嚥下回数の減少が原因と考えられています。治療が進歩し、原著のような錐体外路症状による嚥下障害をみることは少なくなりました。しかし、レビー小体病患者の死因の20.0〜44.1％は肺炎であり[3-6]、その多くは誤嚥性肺炎であると考えられています。治療が進歩した今日でも、嚥下障害は進行期のレビー小体病患者の生命予後に影響する合併症です。

レビー小体病の摂食嚥下障害の3つの臨床的な特徴

レビー小体病の摂食嚥下障害にはさまざまな特徴があります。表1に示す3つの特徴は覚えておきましょう。

レビー小体病の場合、パーキンソニズムが軽度の時期であっても嚥下障害を合併する患者もいれば、自力で歩行することが困難な時期でも経口摂取を継続している患者もいます。おおむねパーキンソニ

表1 レビー小体病の摂食嚥下障害の特徴

（1）疾患の重症度や罹病期間と必ずしも関係しない
（2）自覚に乏しく、むせも出ない
（3）抗パーキンソン病薬で必ずしも改善しない

ズムが強い患者は嚥下障害を伴うことが多いですが、早期であっても摂食嚥下障害を認めることがあります。

レビー小体病患者はむせのない誤嚥、すなわち不顕性誤嚥が多いことが特徴です。食事中のむせが嚥下機能障害の症状であることを知らない患者や症状を気にしていない患者が多く、嚥下機能障害の発見が遅れます。一緒に食事をしている家族も、むせが小さいために、あまり気にしていないことがあります。

レビー小体病の運動症状はL-dopaで改善しますが、咽頭期の嚥下障害にはほとんど効果がありません。ただし、パーキンソニズムが強い時間帯（off）は嚥下機能が悪いことが多いため、まず錐体外路症状を改善させるようにしましょう。また、パーキンソン症候群の治療薬であるアマンタジンは、嚥下反射の惹起を改善することがあります。

嚥下機能障害の原因

レビー小体病では、嚥下障害のタイプやその重症度に個人差があります。また、嚥下モデルのどの期にも異常が認められ、1人の患者に複数の異常を認めることもあります。なぜ同じ疾患でありながら、こうも症状がばらつくのか、その原因はわかっていません。筆者はレビー小体病には嚥下障害を来す複数の原因があるためと考えています（図1）。

a. 錐体外路症状

レビー小体病の錐体外路症状は嚥下全体に影響します。Wearing-off現象がある患者では、offでも嚥下機能が変化しないことはありますが、offで嚥下が良くなることはごくまれです。嚥下障害の治療においても、まず錐体外路症状を改善させることを考えましょう。

錐体外路症状による嚥下障害は、口腔準備期や口腔送り込み期に異常が現れやすく、舌運動の無動寡動や運動開始の障害のため、食物を咽頭に送り込むことや口腔で保持することが困難になります（Ⅱ-3 図7参照）[7,8]。また、錐体外路症状が強い患者は、内服も困難になることがあります。アポモルヒネ皮下注（p.52参照）やロチゴチン貼付剤（p.70参照）といった非経口薬の併用を考えます。

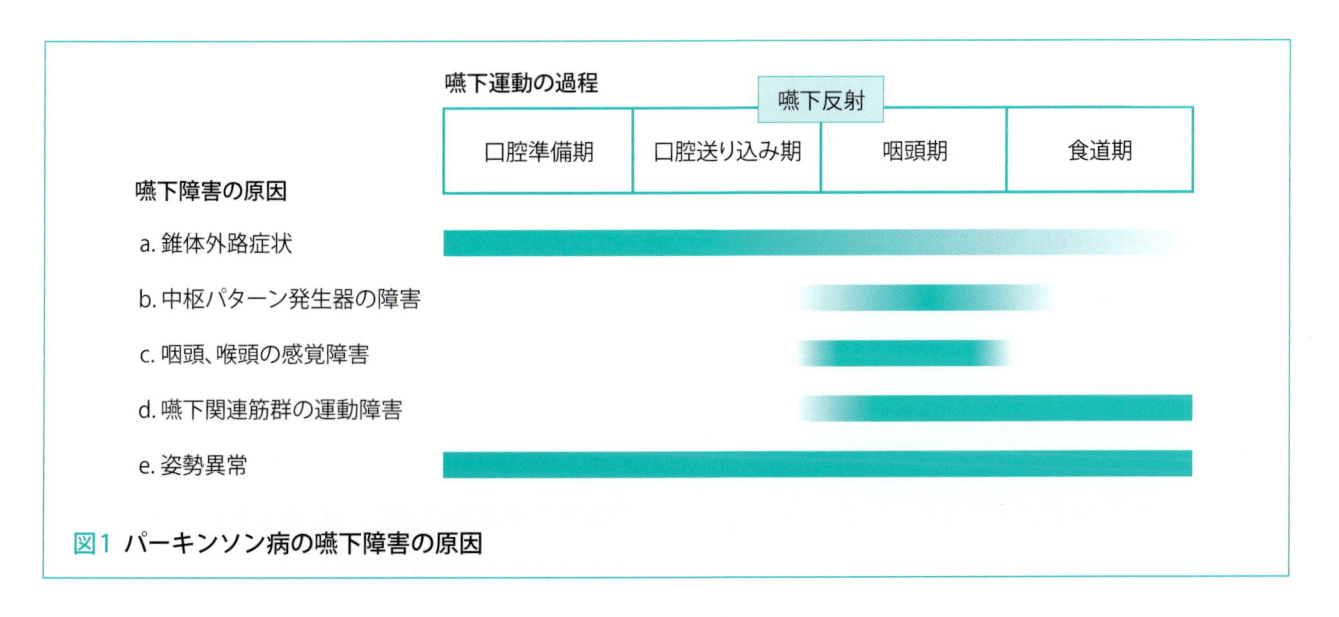

図1 パーキンソン病の嚥下障害の原因

嚥下障害の原因	口腔準備期	口腔送り込み期	咽頭期	食道期
a. 錐体外路症状				
b. 中枢パターン発生器の障害				
c. 咽頭、喉頭の感覚障害				
d. 嚥下関連筋群の運動障害				
e. 姿勢異常				

嚥下運動の過程／嚥下反射

b. 中枢パターン発生器の障害

電気生理学的検査から、パーキンソン病では嚥下反射後の咽頭収縮の遅れ、上部食道括約筋の弛緩不全や開大時間の短縮など、連続した運動パターンが障害されることがあり、その原因として嚥下に関する中枢パターン発生器（CPG：central pattern generator）の異常が考えられています[9,10]。嚥下造影検査（VF：videofluoroscopic examination of swallowing）でも、CPGの障害が疑われるパーキンソン病患者は、咽頭の収縮・弛緩と食道入口部開大のタイミングが障害され、食物の通過が妨げられている所見を認めることがあります[11]。CPGの障害は、嚥下関連筋群の連携の障害です。輪状咽頭筋切断術[12]や輪状咽頭筋へのボツリヌス毒素の注射[13]で、食道入口部の開大不全を治療することがあります。

c. 咽頭、喉頭の感覚障害

レビー小体病では食物が咽頭に送られてから嚥下反射が惹起されるまでに時間がかかり、この遅れが誤嚥の原因になることがあります[14,15]。嚥下反射惹起の遅れはパーキンソニズムに伴う運動開始の遅れでも起こりますが、感覚障害のために食物の位置情報がわからない場合でも起こります。病理学的に、レビー小体病では舌咽神経、迷走神経咽頭枝、上喉頭神経内枝におけるαシヌクレインの蓄積があり、特に嚥下障害を合併した患者でこの異常が多いことが報告されています[16]。つまり、レビー小体病では感覚神経の変性のために咽頭に送り込まれた食物の知覚が障害され、嚥下反射惹起の遅れや不顕性誤嚥が現れる可能性があります。

d. 嚥下関連筋群の運動障害

レビー小体病のVFでは咽頭腔の拡張や咽頭筋群の収縮不全を認めることが多く、その結果、嚥下後、喉頭蓋谷や梨状窩に残留を認めます（Ⅱ-3 図3参照）[17]。病理学的に、パーキンソン病では咽頭筋の筋線維に神経原性変化が現れており、迷走神経咽頭枝ではαシヌクレインの蓄積量が増加していると報告されています[18,19]。つまり、レビー小体病では咽頭筋群の支配神経の変性が、筋力低下や筋萎縮の原因になり、咽頭期の障害を引き起こす可能性があります。また、レビー小体病では食道のアウエルバッハ神経叢にもレビー小体が出現し、食道の蠕動運動が障害されます[20]。

e. 姿勢異常

レビー小体病ではしばしば上体が前屈し、正面視で頸部が伸展位になります。頸部伸展位では咽頭での食物輸送が妨げられます[21]。また、咽頭への不用意な液体の流入は、誤嚥の原因にもなります。頸部伸展位の患者には、頸部を前屈させ、頸椎による咽頭腔や食道入口部の圧迫を解除することが有効です（Ⅲ-6 図2参照）[22]。

レビー小体病でみられる首下がりの姿勢は、口腔から咽頭への食物の送り込みを、重力に抗して下方から上方に行わなければならないため、しばしば口唇から食物や唾液が漏れ出ます。しかし、咽頭での通過は水平に近いため、重力の影響が小さくなります。嚥下反射が遅れることなく、速やかに通過する患者が多い印象です。

このようにレビー小体病患者の嚥下障害の原因はさまざまです。「レビー小体病患者の嚥下障害はこの方法で治療する」という鉄則はありません。嚥下機能の評価を行い、患者に適した治療法を探る必要があります。具体的な対応は、「**Ⅲ. パーキンソン症候群の摂食嚥下障害への対応**」「**Ⅳ. 進行期のパーキンソン症候群患者への対応**」を参考にしてください。

嚥下機能に影響を与える合併症

a. 日内変動

　経過の長いレビー小体病患者はしばしば日内変動が現れます。身体症状の日内変動と嚥下機能は無関係な場合もありますが、多くの患者はonの時間帯の方が嚥下機能は良くなります。Wearing-off現象があるレビー小体病患者は、onとoffのそれぞれで評価しましょう。特に経口摂取する時間帯は注意深く観察し、ジスキネジアやoffが原因で経口摂取できない状態にないかチェックします。

　Offのために内服できない患者は治療が困難になり、offが続きます。嚥下困難が改善せず、食事摂取量が減ります。やがて、体重減少、栄養障害が現れ、免疫力は低下します。誤嚥性肺炎を繰り返すようになり、死に至る場合があります。こうした「負のスパイラル」に入らないように注意しましょう（図2）。アポモルヒネ皮下注（p.52参照）やロチゴチン貼付剤（p.70参照）といった非経口薬が有効な場合があります。

b. 意識レベルの変動

　レビー小体型認知症では、しばしば注意や意識レベルが変動します。疾患として意識レベルが下がる以外にも、非麦角系ドパミン受容体刺激薬が原因で傾眠になることがあります。呼びかけに対してほとんど反応しないような状態では、内服も食事も困難です。意識レベルが低いときは無理に内服させず、しっかりと覚醒しているときに内服させましょう。そして意識レベルが上がり、かつonの状態になってから、食事摂取させましょう。意識レベルの安定に難渋することが多く、内服できない患者は全身状態が悪化します。嚥下障害による「負のスパイラル」は意識レベルが低い患者にも起こり得ます。意識レベルの変動のため内服できない患者には、非経口薬が有効な場合があります。

c. 精神症状とその治療

　レビー小体病、特にレビー小体型認知症では、しばしば幻覚や妄想が出現します。これらの精神症状は、疾患自体が原因である場合も、抗パーキンソン

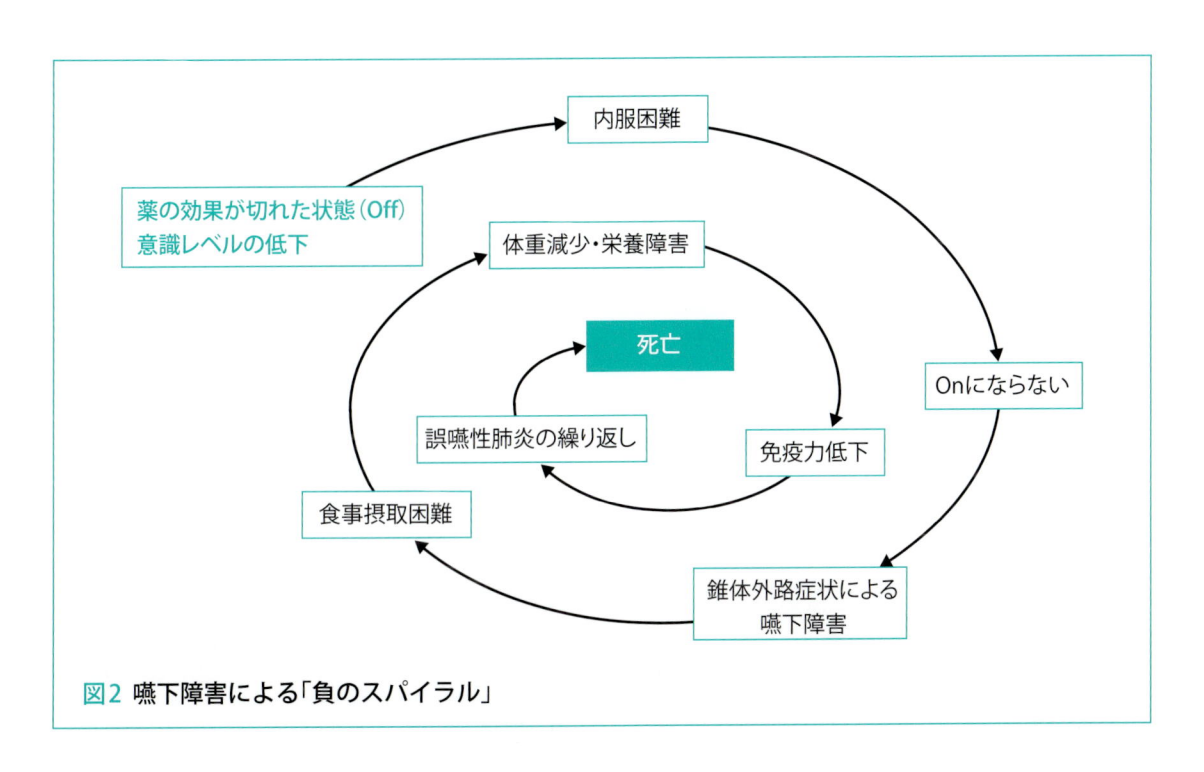

図2　嚥下障害による「負のスパイラル」

病薬の副作用である場合もあります。副作用による精神症状がある患者は、抗パーキンソン病薬を減量せざるを得ず、パーキンソニズムは悪化します。減量後、錐体外路症状の悪化による摂食嚥下障害が現れていないか、注意深く観察しましょう。

重度の幻覚や妄想に対して抗精神病薬による治療が必要な場合があります。抗精神病薬は錐体外路症状を悪化させ、口腔での食物のコントロールや咀嚼による食物の粉砕、舌の運動を障害します。また、嚥下反射惹起のタイミングを遅らせます。レビー小体病患者は健常高齢者よりも抗精神病薬の副作用が現れやすいため、非定型抗精神病薬（クエチアピン、アリピプラゾール、ペロスピロン、クロザピンなど）を選択するのが良いと考えます。他にも非定型抗精神病薬の副作用で過鎮静になる場合があるため、意識レベルを観察しましょう。また、うつ・不安に対して、抗うつ薬や抗不安薬を投与する場合も過鎮静にならないよう意識レベルを評価する必要があります。

d. 自律神経障害

多系統萎縮症より頻度は少ないですが、レビー小体病でも重度の自律神経障害が現れることがあります。起立性低血圧や食事性低血圧が原因で食事中に意識状態が悪くなる患者は、誤嚥や窒息のリスクがあります。食事中にぼーっとしているときは声掛けし、意識レベルを確認しましょう。また、ごくまれに嚥下が原因で失神する、嚥下性失神がみられることがあります。嚥下性失神は、食物が食道を通過するときの機械的な刺激が迷走神経の過活動を引き起こし、徐脈や心停止につながると考えられています。軽症例では、原因になる食物を避けることで対応できます。食事中に意識状態が悪くなるレビー小体患者では、その原因を検索しましょう。

e. ジスキネジア

ジスキネジアは四肢、体幹、口舌など、いずれの部位でも生じ得る不随意運動です。多くは抗パーキンソン病薬の副作用として出現します。身体のジスキネジアは摂食動作の障害を来します。また、口舌のジスキネジアは咀嚼や食物の送り込みの障害になります。ジスキネジアも日内変動がある場合が多く、嚥下機能との関係に注意しましょう。

f. 悪性症候群

悪性症候群はL-dopaの中止や抗精神病薬の開始によって起こる重篤な合併症です。症状として、高熱、意識障害、無動、強度の筋強剛、嚥下障害などが出現し、ときに死に至ります。内服薬を変更していなくても、嚥下障害のために内服できないと悪性症候群になるリスクがあります。一度、悪性症候群になるとその後の嚥下機能の改善には時間がかかることが多く、経口摂取は慎重に行わなければなりません。悪性症候群から回復するまでは、経鼻経管で薬や栄養を注入し、経口摂取再開前に嚥下機能を評価しましょう。悪性症候群発症前に嚥下障害があった患者は、経口から服薬できるか確かめる必要があります。

文献

1) Parkinson J. An essey on the shaking palsy. London: Whittingham and Rowland; 1817.
2) 豊倉康夫, 編. ジェイムズ・パーキンソンの人と業績　1755-1817-21世紀へ向けて. 東京: 診断と治療社; 2004.
3) Fall PA, Saleh A, Fredrickson M, et al. Survival time, mortality, and cause of death in elderly patients with Parkinson's disease: a 9-year follow-up. Mov Disord 2003;18:1312-1316.
4) Beyer MK, Herlofson K, Arsland D, et al. Causes of death in a community-based study of Parkinson's disease. Acta Neurol Scand 2001;103:7-11.
5) Iwasaki S, Narabayashi Y, Hamaguchi K, et al. Cause of death among patients with Parkinson's disease: a rare mortality due to cerebral haemorrhage. J Neurol 1990;237:77-79.

6) Nakashima K, Maeda M, Tabata M, et al. Prognosis of Parkinson's disease in Japan. Tottori University Parkinson's Disease Epidemiology (TUPDE) Study Group. Eur Neurol 1997;38:60-63.
7) Robbins JA, Logemann JA, Kirshner HS. Swallowing and speech production in Parkinson's disease. Ann Neurol 1986;19:283-287.
8) Nagaya M, Kachi T, Yamada T, et al. Videofluorographic study of swallowing in Parkinson's disease. Dysphagia 1998;13:95-100.
9) Alfonsi E, Versino M, Merlo IM, et al. Electrophysiologic patterns of oral-pharyngeal swallowing in parkinsonian syndromes. Neurology 2007;68:583-589.
10) Ertekin C, Tarlaci S, Aydogdu I, et al. Electrophysiological evaluation of pharyngeal phase of swallowing in patients with Parkinson's disease. Mov Disord 2002;17:942-949.
11) 山本敏之, 小林庸子, 村田美穂. 2次元動画解析ソフトによる嚥下造影検査の嚥下動態の評価. 耳鼻と臨床 2010;56:S235-239.
12) Born LJ, Harned RH, Rikkers LF, et al. Cricopharyngeal dysfunction in Parkinson's disease: role in dysphagia and response to myotomy. Mov Disord 1996;11:53-58.
13) Restivo DA, Palmeri A, Marchese-Ragona R. Botulinum toxin for cricopharyngeal dysfunction in Parkinson's disease. N Engl J Med 2002;346:1174-1175.
14) Potulska A, Friedman A, Królicki L, et al. Swallowing disorders in Parkinson's disease. Parkinsonism Relat Disord 2003;9:349-353.
15) Fuh JL, Lee RC, Wang SJ, et al. Swallowing difficulty in Parkinson's disease. Clin Neurol Neurosurg 1997;99:106-112.
16) Mu L, Sobotka S, Chen J, et al. Parkinson disease affects peripheral sensory nerves in the pharynx. J Neuropathol Exp Neurol 2013;72:614-623.
17) Leopold NA, Kagel MC. Pharyngo-esophageal dysphagia in Parkinson's disease. Dysphagia 1997;12:11-18; discussion 19-20.
18) Mu L, Sobotka S, Chen J, et al. Altered pharyngeal muscles in Parkinson disease. J Neuropathol Exp Neurol 2012;71:520-530.
19) Mu L, Sobotka S, Chen J, et al. Alpha-synuclein pathology and axonal degeneration of the peripheral motor nerves innervating pharyngeal muscles in Parkinson disease. J Neuropathol Exp Neurol 2013;72:119-129.
20) Wakabayashi K, Takahashi H, Takeda S, et al. Parkinson's disease: the presence of Lewy bodies in Auerbach's and Meissner's plexuses. Acta Neuropathol 1988;76:217-221.
21) 山本敏之. パーキンソン病のVisual View パーキンソン病の嚥下障害の対策. Fronti Parkinson Dis 2013;6:80-84.
22) Robbins J, Gensler G, Hind J, et al. Comparison of 2 interventions for liquid aspiration on pneumonia incidence: a randomized trial. Ann Intern Med 2008;148:509-518.

（山本 敏之）

Column 脳深部刺激療法と嚥下運動

1950年代のパーキンソン病の治療は定位脳手術が主流でした。この時代の外科手術は、脳内に針を刺入し、標的とした神経細胞を熱凝固する破壊術でした。その後、パーキンソン病の外科治療は進歩し、現在は脳深部刺激療法（DBS：deep brain stimulation）が行われています。

DBSとは、脳内に深部電極を留置し、持続的に電気刺激することによって、異常な神経活動を抑制する方法です。電気刺激する部位によって、視床下核電気刺激（STN-DBS）と淡蒼球内節電気刺激（GPi-DBS）に分けられ、どちらの術式も脳の両側を刺激する場合と片側を刺激する場合があります。

DBSはパーキンソン病の錐体外路症状を改善させます。特に振戦が強い患者、内服治療だけでは十分な効果が得られない患者、副作用のために薬物治療が困難な患者によい適応があります。DBSによって自覚的な飲み込みにくさが改善することはありますが、嚥下障害への効果は不明です。したがって、パーキンソン病の嚥下障害の治療を目的として、この手術を行うことはありません。

STN-DBSを行った患者の場合、電気刺激がある方が、刺激がない状態に比べて、咽頭での食物の輸送は改善します。しかし、口腔から咽頭への送り込みは改善せず、嚥下運動への影響ははっきりとわかっていません。また、過去にはSTN-DBSがGPi-DBSよりも嚥下機能を悪くするという報告もありましたが、その主張は根拠に乏しいと考えられています[1]。

文献
1) Troche MS, Brandimore AE, Foote KD, et al. Swallowing and deep brain stimulation in Parkinson's disease: a systematic review. Parkinsonism Relat Disord 2013;19:783-788.

（山本 敏之）

1 Off時の嚥下障害が強いパーキンソン病患者に対するアポモルヒネ皮下注の使用

【患者】65歳 男性

【主訴】起床後、内服できない、食事が摂れない

【既往歴】64歳、右鼠径ヘルニア手術、55歳からうつ病で治療中

【現病歴】59歳、右足の運びが悪くなった。右手が使いづらく、ボタンの留めにくさを自覚した。食べ物を食べたときにのどに詰まる感じがあった。当院受診し、右手優位の筋強剛、立ち直り反射の障害、寡動、仮面様顔貌があり、パーキンソン病と診断された。抗パーキンソン病薬による治療を開始し、体の動きは改善した。咽頭の詰まり感は続き、検査で異常はなく、咽喉頭異常感症と診断された。62歳、母の死を契機にうつ症状が増悪した。パーキンソニズムも悪化し、特に起床時は小声で動きも悪く、いすから立ち上がれなかった。足がすくんで転倒することがあった。63歳、体重が45kgになった（2年で-18kg）。半夏厚朴湯を開始し、飲み込みにくさが改善し、体重も50kgに増えた。64歳、wearing-off現象があり、起床時はoffで服薬も食事も困難であった。Onでは日常生活は自立した。ドパミン受容体刺激薬では幻覚が出現した。L-dopaの錠剤を粉砕し、とろみ水で内服した。Onの時間は短くなったものの食事摂取可能になった。65歳、起床後のoffが強く、内服できない日が増えた（図1）。

【日常生活動作レベル】Onでは一人で買い物に行くことができた。Offではほとんど動けず、会話も困難であった。また、内服もできなかった。軽度の認知症があった。薬剤による幻覚があった。

【食事】Offでは食事摂取できず、onでは普通

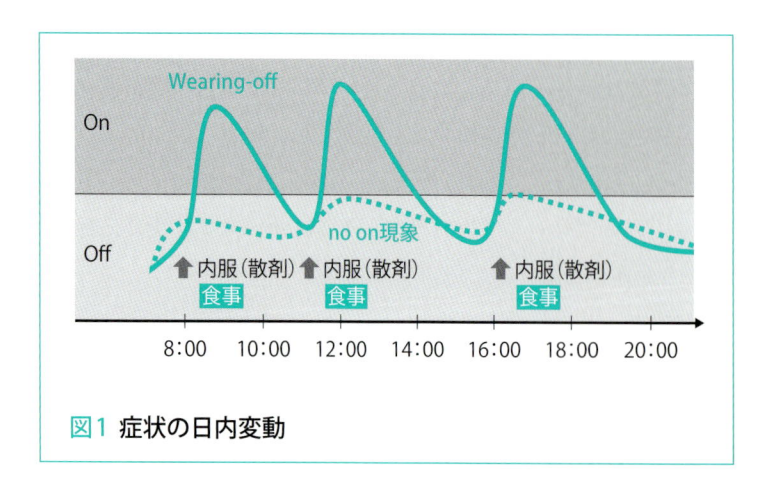

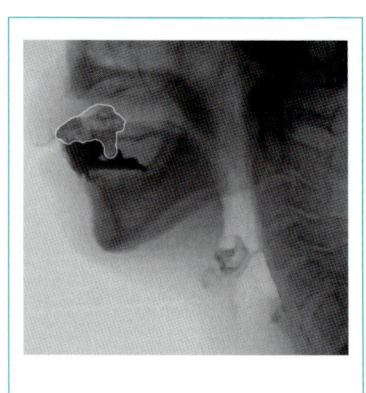

図1 症状の日内変動

図2 口腔内の食物の残留

Case Study －臨床の現場から－

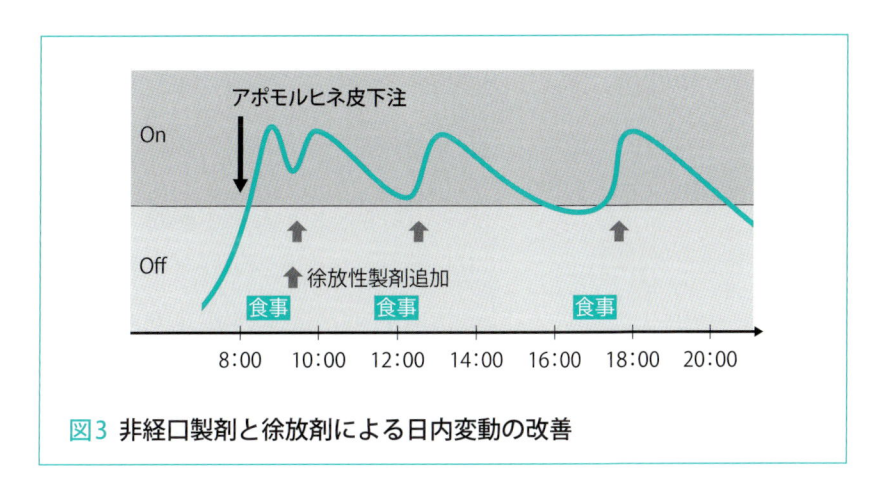

図3 非経口製剤と徐放剤による日内変動の改善

食であった。

【検査所見】
頭部MRI：脳血管障害なし。大脳、脳幹、小脳に萎縮なし。
MIBG心筋シンチグラフィ：心筋／上縦隔集積比(delayed)1.37。

【嚥下造影検査の所見】
アポモルヒネ皮下注前 クッキーの嚥下
口腔から下咽頭への送り込みが悪く、硬口蓋に食物が張り付き、送り込めなかった（図2）。誤嚥はなかった。

アポモルヒネ皮下注後 クッキーの嚥下
咀嚼運動も舌運動も改善し、第二期輸送で送り込むことができた。嚥下後、口腔内残留はなかった。

【その後の経過】
アポモルヒネ1mg皮下注によりパーキンソニズムはHoehn & Yahr分類V度からIII度に改善しました。起床時に家族が患者にアポモルヒネを皮下注した後、朝食を摂り、錠剤で内服できるようになりました。食前に粉砕した薬剤を内服していたときに比べて薬剤の効果が持続するようになりました。長時間効果がある徐放性製剤を追加し、まったく動けなくなる時間がなくなりました（図3）。

【ポイント】
Offで嚥下障害が強い患者では、内服できないためにonにならず、治療に苦慮します（p.49 図2参照）。アポモルヒネ皮下注は速やかにonをもたらします。効果持続時間は短いですが、本例のようにoffのために内服できない患者は内服治療につなげていくことでonの時間を長くできることがあります。胃瘻では粉砕した内服薬を注入するためL-dopa製剤の分解が早く、効果の持続が短くなり、また、徐放性製剤は使えません。アポモルヒネ皮下注で嚥下運動を改善し、内服治療をできるようにすると、日常生活動作が劇的に改善することがあります。

（山本 敏之）

Ⅱ. パーキンソン症候群の摂食嚥下障害の特徴

5. 進行性核上性麻痺の摂食嚥下障害の特徴

進行性核上性麻痺の嚥下障害

　進行性核上性麻痺は、1964年にSteeleらが9人の患者を症例報告し、独立した神経変性疾患として知られるようになりました。原著で剖検を行った7人のうち4人は肺炎で死亡する前の8カ月以内に嚥下障害の悪化がありました[1]。現在でも進行性核上性麻痺の死因でもっとも多いのは肺炎です。そして、嚥下障害の合併は早期には16％程度ですが、進行期には83％とされます[2]。嚥下造影検査（VF：videofluoroscopic examination of swallowing）では嚥下モデルのどの期にも異常を認めることが特徴です。

疾患の経過と摂食嚥下障害

　早期の進行性核上性麻痺患者は、しばしば摂食動作の異常を認めます。お椀を口元まで持ち上げ、箸でかき込むように食べたり、ご飯にお味噌汁をかけて一気に食べたりする患者がいます。これらの摂食動作の異常は前頭葉機能障害による脱抑制や動作の繰り返しが原因と考えられます。また、眼球運動障害や前頭葉障害、上肢の運動障害のため、食べこぼしが多く、食卓を汚しやすいことも特徴です。
　進行性核上性麻痺の患者は、嚥下障害を自覚していることが多いとされます。また、他のパーキンソン症候群患者が「誤嚥してもむせが出ない、むせても小さい」のに対し、進行性核上性麻痺患者は口から食べ物を吹き出すほど激しくむせます。摂食動作の異常と嚥下障害がある進行性核上性麻痺患者を観察していると、食物を連続して口に入れているかと思うと、突如、咀嚼が止まり、次の瞬間、激しくむせる、という光景を目にします。このときのむせの勢いは食べ物を吹き出すほどであるため、家族が患者と対面して食事することを避けている場合もあります。激しいむせは家族もおかしいと気がつくので、肺炎を発症したり、体重減少が現れたりする前に嚥下評価をできる場合があります。VFを行うと、むせを伴う誤嚥（図1）を認めることが多く、経口摂取を継続している患者でも注意が必要です。
　疾患が進行し、歩行が困難な患者は、パーキンソニズムのため無動寡動が強くなります。この時期には、食事をしていないときにも大きく咳払いをしたり、うなり続けたりする患者がいます。咳払いは唾液や咽頭残留を気道から排出しようとする所見です。咳嗽反射の惹起が悪く、咳払いがなかなか出ない患者はうなり続けることが多い印象です。うなることで、声帯を閉め、気管に垂れ込みそうになる異物を押し出します。
　さらに症状が進むと、無動寡動と頸部後屈、四肢の運動障害が強くなります。口腔での液体の保持や咽頭への送り込みが困難になります。頸部後屈が強い患者では重力で液体が咽頭に流れ込みます（図2）が、それでも嚥下反射が惹起されません。また、嚥下反射が惹起されても、喉頭挙上が遅く、動く範囲も不十分になります。軟口蓋の挙上や喉頭蓋の反転が悪く、喉頭蓋谷や梨状窩に残留がみられます。食物が気管に侵入しても咳嗽反射が惹起されず、誤嚥性肺炎を発症するリスクが高くなります。このような状

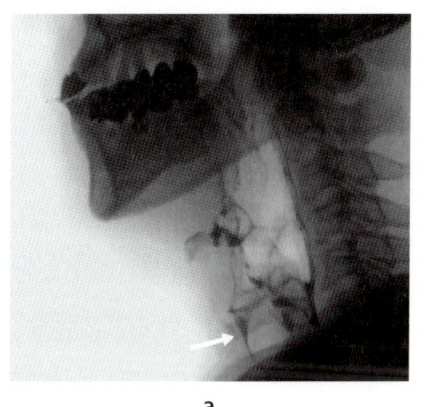

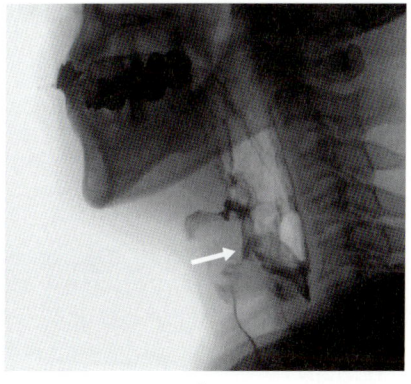

図1 誤嚥

78歳 男性 進行性核上性麻痺（車いす移動）。
a：液体の嚥下で多量の誤嚥あり（矢印）
b：誤嚥後、うなり始め、誤嚥した液体の一部を気管の外に排出している（矢印）

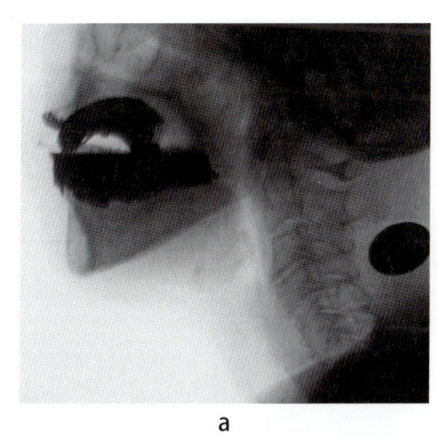

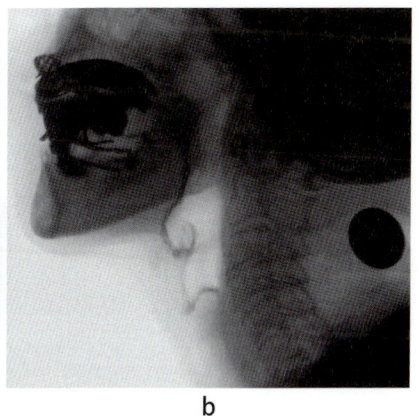

図2 進行性核上性麻痺の経過（女性）

a：80歳時（発症3年：歩行。易転倒あり）。10mLの液体を口腔に保持可能である
b：83歳時（発症6年：車いす移動）。矯正不能な頸部後屈が出現した。液体を口腔に保持できず、嚥下前に咽頭に垂れ込みがある

態では経口摂取は困難で、代替手段を考えなければ栄養障害が進行します。

嚥下障害の原因

進行性核上性麻痺の嚥下障害の原因は、嚥下関連筋群の筋力低下、仮性球麻痺、協調運動障害、無動寡動など、複合的な異常が指摘されています。また、眼球運動障害や前頭葉機能障害を含む認知機能の障害、上肢の運動障害が摂食嚥下障害を悪化させていると考えられています。

摂食嚥下障害への対応

他の疾患と同様に、進行性核上性麻痺患者にも障害のタイプを考えて対応する必要があります。まず、

摂食動作の異常がある場合には家族への指導が重要で、早く食べることが誤嚥や窒息のリスクになることを家族に理解していただきます。そして、食事中に患者に声掛けし、口に食物を入れる動作が速くならないようにペーシングしてもらいましょう。

VFで誤嚥した患者であっても、むせる力が強い時期には、誤嚥性肺炎を発症しない場合があります。むせが強い患者は、食形態の調整を試み、経口摂取を継続しましょう。まとまりやすく、咽頭での通過が遅いものが食べやすいため、とろみをつけるようにします。また、液体をストローで飲ませることが有効なことがあります。

進行性核上性麻痺では、嚥下障害を合併する前から構音障害が現れていることが多く、会話が減る時期には、嚥下障害も進行しています。食事中に動かなくなっていることもあり、時間がかかります。摂食嚥下障害が進行すると、徐々に摂食量が減ります。急激な体重減少がある場合、経口摂取の継続は困難であると判断します[3]。

進行性核上性麻痺の頸部後屈は嚥下運動の障害になりますが、これを矯正することは困難です（**図3**）。頸部後屈が高度になると、舌根沈下で気道が閉塞し、気道確保のため気管切開が必要になる場合があります。気管切開が必要な時期には、すでに言語によるコミュニケーションが困難であることが多く、誤嚥防止術の適応も検討しましょう（**Ⅳ-4参照**）。誤嚥防止術を行っても、多くの進行性核上性麻痺患者は経口摂取の再開が困難ですが、介護者の吸引回数は減少します。在宅療養を行う場合の選択肢の一つとなる治療法です。

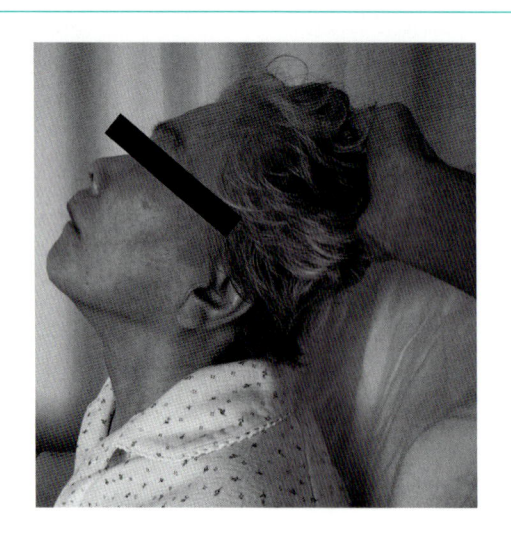

図3 進行性核上性麻痺の頸部後屈
69歳 女性（寝たきり）。検者が後方から頭部を押し、上体全体が背もたれから離れても、頸部伸展位は改善しない

文献
1) Steele JC, Richardson JC, Olszewski J. Progressive Supranuclear Palsy. A Heterogeneous Degeneration Involving the Brain Stem, Basal Ganglia and Cerebellum with Vertical Gaze and Pseudobulbar Palsy, Nuchal Dystonia and Dementia. Arch Neurol 1964;10:333-359.
2) Litvan I, Mangone CA, McKee A, et al. Natural history of progressive supranuclear palsy (Steele-Richardson-Olszewski syndrome) and clinical predictors of survival: a clinicopathological study. J Neurol Neurosurg Psychiatry 1996;60:615-620.
3) Jankovic J, Wooten M, Van der Linden C, et al. Low body weight in Parkinson's disease. South Med J 1992;85:351-354.

（山本 敏之）

Column 咳嗽反射

生体における咳の役割は、気道の粘液や異物粒子を呼気に放散することにより取り除くことです。気管（支）は23回分枝しますが、健常人では7～12分枝目までの分泌物が除去されると考えられています[1]。誤嚥しても咳の出ない不顕性誤嚥や咳嗽反射の低下は、肺炎発症のリスク因子と考えられており、咳嗽反射の有無は患者の予後を予測する上で重要です[2-4]。

鎮咳薬の効果をみるための検査として用いられてきた咳反射誘発試験を応用したのが「咳テスト」です（図1）。咳テストは不顕性誤嚥のスクリーニング法で、被験者に1％のクエン酸生理食塩水溶液を口から吸入させ、1分間に咳が5回以上出れば正常、4回未満であれば異常（不顕性誤嚥疑い）と判定します[5]。その後、よりシンプルな咳テストとして、30秒以内に咳が1回以上出現すれば陰性（正常）と判定する方法も考案されました[6]。

ドパミンが減少した超高齢者や慢性的な刺激に曝露された喫煙者は、咳嗽反射の閾値が上昇し、咳が出にくくなります。また、咳嗽反射はサブスタンスPによって誘発されるため、サブスタンスPが低下するパーキンソン病患者でも、咳嗽反射の閾値が上がると考えられています[7]。その他、パーキンソン病やレビー小体型認知症患者は、感覚神経にαシヌクレインの蓄積があり、咽頭での知覚が悪いため咳が起こりにくいとも考えられています[8]。

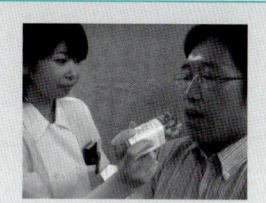

実施方法	ネブライザから1分間経口的に1.0%クエン酸生理食塩水溶液を吸入
備考	喘息の既往のある患者は行わない
評価基準	陰性：1分間で5回以上咳あり（正常） 陽性：1分間で4回以下（不顕性誤嚥の疑い）

図1 咳テスト

文献

1) 甲能直幸, 編. 咳のすべて（増大号）. ENTONI 126. 東京:全日本病院出版会; 2011.
2) Addington WR, Stephens RE, Gilliland KA. Assessing the laryngeal cough reflex and the risk of developing pneumonia after stroke: an interhospital comparison. Stroke 1999;30:1203-1207.
3) Nakajoh K, Nakagawa T, Sekizawa K, et al. Relation between incidence of pneumonia and protective reflexes in post-stroke patients with oral or tube feeding. J Intern Med 2000;247:39-42.
4) Stephens RE, Addington WR, Widdicombe JG. Effect of acute unilateral middle cerebral artery infarcts on voluntary cough and the laryngeal cough reflex. Am J Phys Med Rehabil 2003;82:379-383.
5) Wakasugi Y, Tohara H, Hattori F, et al. Screening test for silent aspiration at the bedside. Dysphagia 2008;23:364-370.
6) Sato M, Tohara H, Iida T, et al. Simplified cough test for screening silent aspiration. Arch Phys Med Rehabil 2012;93:1982-1986.
7) Ebihara S, Saito H, Kanda A, et al. Impaired efficacy of cough in patients with Parkinson disease. Chest 2003;124:1009-1015.
8) Mu L, Sobotka S, Chen J, et al. Parkinson disease affects peripheral sensory nerves in the pharynx. J Neuropathol Exp Neurol 2013;72:614-623.

（若杉 葉子）

II. パーキンソン症候群の摂食嚥下障害の特徴

6. 大脳皮質基底核変性症の摂食嚥下障害の特徴

大脳皮質基底核変性症の嚥下障害

　大脳皮質基底核変性症は嚥下障害を合併しますが、有病率が少ないことがあり、多数例での系統立った検討はなされていません。大脳皮質基底核変性症患者の嚥下障害の特徴として、79％（14人中11人）にむせがあり、64％（14人中9人）に食事時間が長くなるとの報告があります[1]。また、嚥下造影検査（VF：videofluoroscopic examination of swallowing）では約9割の患者になんらかの異常を認めることが示されています。比較的多い異常としては、嚥下開始の遅れ、口腔送り込み期の障害、喉頭蓋谷や梨状窩の残留が指摘されています[2]。そして、進行期には寝たきりで、意識レベルも下がり、経口摂取困難になります。摂食嚥下機能も悪化し、定期的な唾液の吸引も必要になります。

嚥下失行

　大脳皮質基底核変性症患者では失行の症状が現れます。失行は、運動執行器管に異常がないのに目的に沿った運動を遂行できない状態です。被験者は指示の内容を理解し、指示されたことを行う身体部位に麻痺があるわけではありませんが、簡単な動作の模倣や道具の使用ができません。失行がある患者には、道具を使った動作の指示、模倣動作の指示、口頭での動作の指示の順に、意図して実行することが難しくなります。口腔や顔面にも失行が現れることがあり、挺舌、舌打ち、開口などの動作ができなくなります。しかし、日常動作の中ではこれらの動作ができていることが特徴です。

　大脳皮質基底核変性症では嚥下失行と考えられる異常を認めることもあります。嚥下失行は口腔に現れる症状で、舌の可動域が保たれているのに食物を咽頭に送り込むための系統的な舌の前後運動ができない症状です[3]。

　VFでみると、他のパーキンソン症候群での錐体外路症状による食物の送り込み障害と異なり、舌の動きや咀嚼はスムーズに行われています。また、球麻痺と異なり、舌の萎縮や麻痺があるわけではありませんが、食物を口腔から咽頭に送り込むことができません。普段の食事場面では食事を摂取できています。指示された嚥下を意図的に行うときに異常が現れやすいのが嚥下失行です。検査の結果と日常の食事動作に乖離がある場合には、高次脳機能障害のためにうまく検査ができなかった可能性を考える必要があります。

摂食嚥下障害への対応

　大脳皮質基底核変性症患者の摂食嚥下障害への対応は十分にわかっていません。進行した大脳皮質基底核変性症患者は、他のパーキンソン症候群と同様に体重が減少し、経口摂取継続が困難になります。誤嚥性肺炎を繰り返すこともあります。

　筆者がVFを実施した大脳皮質基底核変性症患者42人のうち、家族の食事介助中に窒息した患者が2人（約5％）います。この疾患に窒息が多いのか、十

分なエビデンスはありません。しかし、固形物のVFでは、咀嚼中に大量の食物を咽頭に送り込み、なかなか嚥下反射が惹起されない患者がいます(図1)。この所見が高次脳機能障害によるものか、より多くの症例で検討する必要があるでしょう。臨床的には、経口摂取している患者は、窒息のリスクがあることに注意する必要があります。

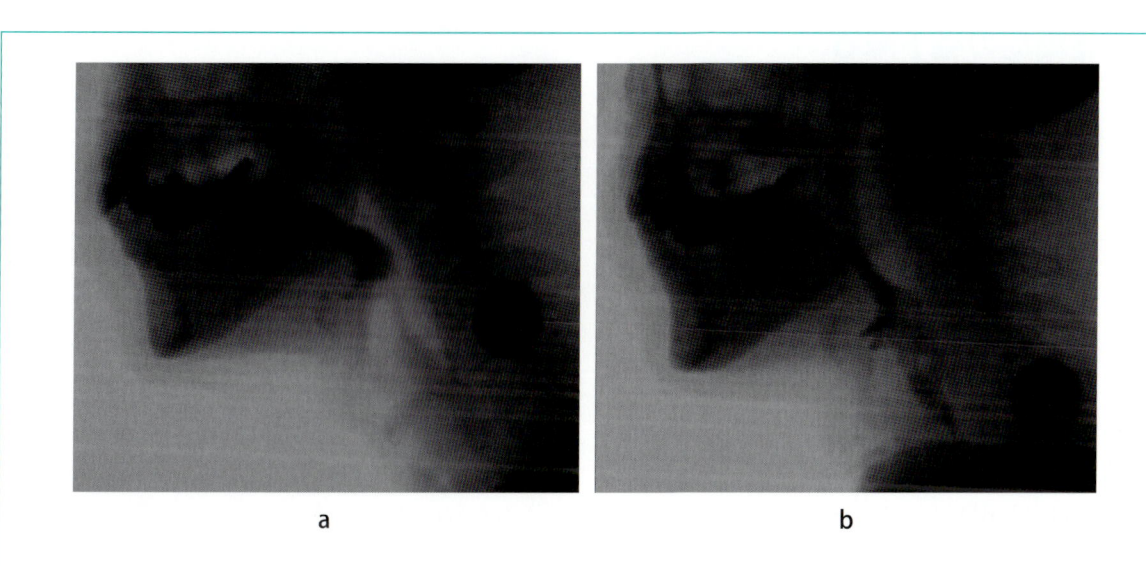

図1 大脳皮質基底核変性症の経過(男性)
a:74歳時(発症3年)。咀嚼中に第二期輸送があり、食物が喉頭蓋谷に溜まったところで嚥下反射が惹起された
b:76歳時(発症5年)。咀嚼中に第二期輸送があるが、固形物が下咽頭に達しても嚥下反射が惹起されなかった

文献
1) Sonies BC, Parent LJ, Morrish K, et al. Durational aspects of the oral-pharyngeal phase of swallow in normal adults. Dysphagia 1988;3:1-10.
2) Jones HN, Rosenbek JC, editors. Dysphagia in rare conditions: an encyclopedia. San Diego: Plural Publishing; 2010. p. 165-170.
3) Logemann JA. Evaluation and treatment of swallowing disorders. 2nd ed. Texas: Pro-ed; 1998. p. 83.

(山本 敏之)

II. パーキンソン症候群の摂食嚥下障害の特徴

7. 多系統萎縮症の摂食嚥下障害の特徴

多系統萎縮症の嚥下障害

　多系統萎縮症のうち小脳性運動失調が目立つタイプ（MSA-C）は、オリーブ橋小脳萎縮症として1900年に報告されました。原著では、2人のMSA-C患者の臨床像が記録されています。どちらの患者も構音障害についての指摘はありますが、嚥下障害については、1例目は「咀嚼、嚥下機能障害はない」と記載され、2例目は記載がありません[1]。しかし、多系統萎縮症に嚥下障害が現れないというわけではなく、進行期には咀嚼運動も含め、嚥下モデルのすべての期に障害が現れます。そして、経過とともに増悪し、誤嚥性肺炎のリスクが高くなります[2]。

　MSA-Cの場合、発症1～3年には食物の口腔保持は比較的保たれますが、小脳性運動失調のために、食物の位置をうまくコントロールすることができなくなります。また、舌運動のスピードのコントロールが下手になり、勢いよく送り込まれた液体を誤嚥し、むせることがあります。嚥下造影検査（VF：videofluoroscopic examination of swallowing）では、検者が指示をして嚥下する命令嚥下で誤嚥し、患者の自由なタイミングで嚥下する自由嚥下では誤嚥しないことがあるので、両方の飲み方を評価するようにしましょう。命令嚥下のときだけの誤嚥であれば、機会誤嚥と判断し、経過観察できます。

　発症4～6年には錐体外路症状が加わり、しばしば口腔から咽頭への送り込みが悪くなります。そして、咽頭期の喉頭挙上が遅くなり、また、梨状窩に残留を認めるようになります。咀嚼回数が極端に少なくなることもあります。発症7年以降になると口腔送り込み期の障害のため、十分な食事摂取ができなくなり、4割程度の患者が誤嚥性肺炎を発症します[3]。

　筆者は、パーキンソニズムが目立つ多系統萎縮症（MSA-P）患者の嚥下機能はMSA-C患者よりも悪い印象をもっています（図1）。MSA-Pでは、咽頭に食物を送り込めないため食事摂取量が低下し、体重減少が現れます。また、摂食動作の障害も顕著になり、自力摂取が困難になります。食事に時間がかかり、かつ十分量を食べることができなくなります。このような患者では栄養障害に対して胃瘻造設や経鼻経管栄養が必要になります。

　経管栄養になっても、咽頭期の異常が強くなければ、介助で経口摂取を継続することは可能です。不足した栄養を補うことで体重が増え、状態が改善することがあります。しかし、さらに進行すると舌運動や咀嚼の無動寡動が強くなり、嚥下反射の惹起も遅くなるとともに、食物が口腔から咽頭に流れ、停滞したままの状態が多くなります。誤嚥性肺炎を繰り返すようになるため、経口摂取の継続が困難になります。

摂食嚥下障害への対応

　多系統萎縮症患者は、経口摂取量低下による栄養障害に注意する必要があります。早期から舌運動の訓練や意識的な咀嚼を指導し、口腔準備期や口腔送り込み期の障害に対処します。また、舌運動や咀嚼の代償として食物のサイズを小さくし、なおかつ凝集性をもたせた食形態にします。咽頭に送り込んで

から嚥下反射惹起までに時間がかかる患者は、液体にとろみをつけて対応します。小脳性運動失調でも錐体外路症状でも摂食動作は悪くなるため、症状に合わせて食具を工夫し、進行期には食事介助が必要になります。

多系統萎縮症では起立性低血圧のため座位で失神することがあります。食事中、呼びかけに反応が悪いときは低血圧のため意識が混濁している可能性があります。意識が悪い状態は、誤嚥のリスクがあるため食事を中止し、下肢を挙上するなどの対処が必要です。血圧が改善したら食事を再開しましょう。

進行した多系統萎縮症患者は無動寡動が強くなり、舌運動も咀嚼運動も悪くなります。食事に時間がかかり、食事中の疲労のため、経口摂取量は徐々に減っていきます。栄養状態が悪化しやすいので、誤嚥していなくても経管栄養の導入を考えます。この時期には、会話によるコミュニケーションが困難なことが多く、食形態を調整しても誤嚥性肺炎を繰り返している場合には、気道の確保と誤嚥防止を目的とした誤嚥防止術の適応になることがあります。

多系統萎縮症では声帯外転障害のため、突然死することがあります。誤嚥防止術を行えば、気道閉塞も誤嚥性肺炎も予防できるだけでなく、介護者の吸引回数が減るという利点があります（**Ⅳ-4参照**）。ただし、口腔から咽頭への送り込みが悪い患者は、誤嚥は防止できても、術後の経口摂取に難渋する場合があります。

また、気管切開していても呼吸中枢の障害のため突然死することがあります。進行期の多系統萎縮症患者は、摂食嚥下障害以外にもさまざま問題が現れ、どのような対応が生命予後を改善させるかわかっていません。

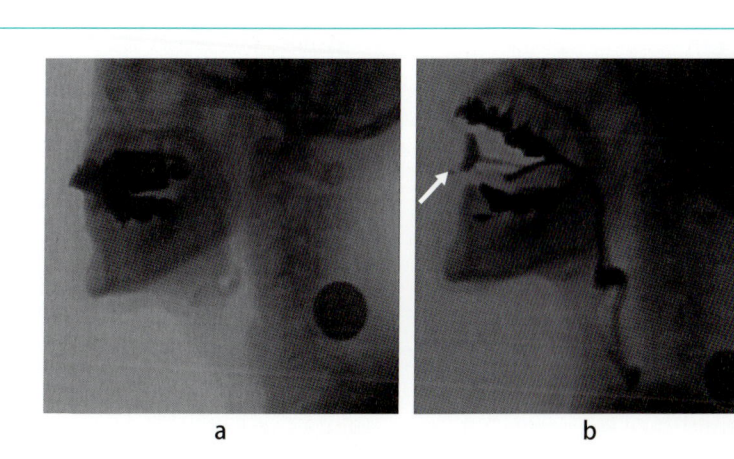

図1 パーキンソニズムが目立つ多系統萎縮症の経過（女性）

a：63歳時（発症3年）。液体の口腔保持可能であった
b：65歳時（発症5年）。繰り返す誤嚥と声帯外転障害があり、発話できなくなったため誤嚥防止術を施行した。シリンジから注入中（矢印）にも咽頭に流れ込み、口腔保持がまったくできない。嚥下反射は惹起され、術後、誤嚥のリスクなく、液体を嚥下できた

文献

1) Dejerine J and Thomas A. L'atrophie olivo-ponto-cérébelleuse. Nouv Iconogr Salpêtriére 1900;13:330-370.
2) Higo R, Tayama N, Watanabe T, et al. Videofluoroscopic and manometric evaluation of swallowing function in patients with multiple system atrophy. Ann Otol Rhinol Laryngol 2003;112:630-636.
3) Higo R, Nito T, Tayama N. Swallowing function in patients with multiple-system atrophy with a clinical predominance of cerebellar symptoms (MSA-C). Eur Arch Otorhinolaryngol 2005;262:646-650.

（山本 敏之）

III. パーキンソン症候群の摂食嚥下障害への対応

1. 嚥下障害のスクリーニング ―――――― 64
2. 服薬時の観察点、対処法 ―――――― 68
   Case Study 2 ―― 70
3. 歯科学的な問題への対応 ―――――― 72
4. 食形態の調整 ―――――― 78
5. 食事からみるパーキンソン症候群 ―――――― 86
6. 摂食嚥下障害のリハビリテーション ―――――― 92

Ⅲ. パーキンソン症候群の摂食嚥下障害への対応

1. 嚥下障害のスクリーニング

問診によるスクリーニング

　進行性の疾患では、経過中に嚥下障害が現れます。最初に疾患の診断がなされたときから嚥下障害を合併していることは多くありません。そのため、医療者や患者の家族、そして患者本人さえも気づかないまま、嚥下障害を合併し、誤嚥性肺炎を発症したり、栄養状態が悪化したりすることがあります。自覚がない異常の診断は難しく、診断が遅れてしまいがちです。だからといって、すべての患者に嚥下造影検査（VF：videofluoroscopic examination of swallowing）や嚥下内視鏡検査（VE：videoendoscopic evaluation of swallowing）を行うのは、医療者にとっても患者にとっても負担になります。そのため、嚥下障害のスクリーニングが必要になります。

　スクリーニングにおいて、まず基本になるのは問診による症状の聴取です。問診では専門的な用語を使わず、平易な言葉で、答えやすい質問をするように心がけましょう。以下の質問から誤嚥しているパーキンソン病患者をスクリーニングできます[1]。

> 問診1-1：ここ1年でやせてきましたか？
> 問診1-2：薬を飲むときにむせますか？
> 問診1-3：食事中に動きの悪さがありますか？

　この3つの質問に該当することが多い患者は、嚥下障害の合併を疑い、他覚的な検査の実施を検討しましょう。

　また、Hoehn & Yahr重症度が高く、BMI（Body Mass Index）が低い患者では、以下の問診で嚥下障害の合併を疑いましょう[2]。

> 問診2-1：嚥下した後、口の中に食べ物が残ることがありますか？
> 問診2-2：食べ物や飲み物を口に保持するのが難しいですか？
> 問診2-3：飲み物が鼻に逆流することがありますか？
> 問診2-4：食べ物がのどに詰まったと感じることがありますか？

　どちらのスクリーニング法でも、BMIが低いことや体重減少があること、嚥下時のむせ、そしてパーキンソニズムは、確認すべき重要な症状であることがわかります。

嚥下障害質問票によるスクリーニング

　パーキンソン病患者の嚥下障害を早期に発見するために開発された嚥下障害質問票（SDQ：Swallowing Disturbances Questionnaire）を紹介します（資料1）[3,4]。SDQは、15問の質問で構成された自己回答型質問票です。それぞれの質問は、嚥下障害を合併したときに現れ得る具体的な内容を問うものです。患者は頻度を答える仕組みになっており、その回答を点数化します。質問1〜14までは「ない」を0点、「まれに（月1回以下）」を1点、「しばしば（週1〜7回）」を2点、「よくある（週7回より多い）」を3点とします。そして、質問15は「いいえ」を0.5点、「はい」を2.5点とします。得点合計が11点以上のときに「嚥下

障害あり」と診断されます。この質問票は内的整合性が高く、英語版では感度80.5%、特異度81.3%で、日本語版では感度77.8%、特異度84.6%で有意にパーキンソン病患者の嚥下障害を検出します。パーキンソン病患者の嚥下障害スクリーニング法として有用な評価票です。

資料1 日本語版 嚥下障害質問票（SDQ-J1.1）

	質問	0 ない	1 まれに（月1回以下）	2 しばしば（週1〜7回）	3 よくある（週7回より多い）
1	リンゴやクッキーやせんべいのような固いものを噛みにくいと感じますか？				
2	飲み込んだ後，口の中，歯ぐきと頬の間，舌の裏に食べ物が残ったり，上顎（うわあご）部分に食べ物が貼りついたりすることがありますか？				
3	食べたり飲んだりするとき，食べ物や水分が鼻から出てくることがありますか？				
4	噛んでいる食べ物が口から出てくることがありますか？				
5	口の中に唾液が多いと思いますか？口からよだれが垂れたり，唾液を飲み込みにくいと感じたりしますか？				
6	噛んだ食べ物がのどを通過するとき，数回，飲み込みを繰り返しますか？				
7	固い食べ物を飲み込みにくいですか？（リンゴやせんべいがのどに詰まる感じがしますか？）				
8	すりつぶした食べ物を飲み込みにくいですか？				
9	食べているとき，食べ物のかたまりがのどに詰まるような感じがありますか？				
10	水分を飲むときにせき込みますか？				
11	固い食べ物を食べるときにせき込みますか？				
12	食べたり飲んだりした直後に声がしゃがれたり，小さくなったり，声が変わったりしますか？				
13	食事以外の時に唾液が気管に垂れこみ，せき込んだり，呼吸しにくかったりすることがありますか？				
14	食事中，呼吸しにくくなることがありますか？				
15	ここ1年で呼吸器感染（肺炎，気管支炎）をわずらったことがありますか？	いいえ		はい	

検査に持参し，担当者にお渡しください．

回答日 ＿＿＿＿年＿＿月＿＿＿日　　　氏名＿＿＿＿＿＿＿＿＿＿＿＿＿＿＿＿

パーキンソン病以外のパーキンソン症候群では、SDQの信頼性がまだ検討されていません。筆者らは、レビー小体型認知症29人、進行性核上性麻痺23人、多系統萎縮症25人をSDQで評価し、その結果とVFでの誤嚥を比べてみました。その結果、進行性核上性麻痺については有意に誤嚥を判定できましたが、レビー小体型認知症と多系統萎縮症については有意に判定することはできませんでした。

自己回答式問診票で評価できるのは自分で筆記できる患者に限られ、回答者(患者)がどの程度、自分の症状を理解しているかに依存します。運動機能障害が強い患者、認知症がある患者、うつ症状が強い患者では、筆記による問診票で評価できない場合があります。他覚的に評価できるスクリーニング法が必要になります。

嚥下スクリーニング法

日本摂食嚥下リハビリテーション学会では標準的な嚥下障害のスクリーニング法として、反復唾液嚥下テスト(RSST: repetitive saliva swallowing test)、改訂水飲みテスト(MWST: modified water swallow test)を公開しています[5]。

a. 反復唾液嚥下テスト

人差し指で舌骨、中指で甲状軟骨を触知した状態で空嚥下を指示し、30秒間に何回空嚥下が行えるかを数えます。原法は触診のみですが、聴診器での嚥下音の確認と触診を併用すると評価が正確になります。喉頭隆起が完全に中指を乗り越えた場合を1回と数え、30秒間に3回未満をテスト陽性、すなわち異常ありと判定します。

b. 改訂水飲みテスト

改訂水飲みテストは3mLの冷水を嚥下させ、嚥下運動およびそのプロフィールより、咽頭期障害を評価する方法です。評点は5点満点の5段階となっています。

1. シリンジで冷水を3mL計量する。
2. 利き手でシリンジをもち、逆手の指を、反復唾液嚥下テストの要領で舌骨と甲状軟骨上に置く。
3. 口腔底にゆっくり入れて嚥下するように指示する。
4. 嚥下を触診で確認する。
   (ⅰ)嚥下がなく無反応の場合、評価不能で終了。
   (ⅱ)嚥下がなく、むせなどの反応があれば、1点で終了。
   (ⅲ)嚥下があり、著しいむせ込み(呼吸切迫)を認めたら2点で終了。
   (ⅳ)嚥下があり、むせを認めたら3点で終了。
5. 嚥下が起こったあと、「エー」などと発声させ湿性嗄声を確認する。
   (ⅰ)湿性嗄声があれば、3点で終了。
6. 湿性嗄声がなければ、反復嚥下を2回行わせる。
   (ⅰ)30秒以内に2回できなければ4点で終了。
   (ⅱ)30秒以内に3回可能であれば、再度、はじめから検査を施行。嚥下がなく、むせなどの反応があれば、1点で終了。
7. 最大で2回繰り返し、合計3回の施行に問題なければ、5点で評価終了。

筆者らはパーキンソン病患者69人にMWSTとRSSTを実施し、VFでの誤嚥と比較しました。VFでは11人(15.9%)が誤嚥しました。MWSTでプロフィール4以上を「正常」に分類すると、正常と判定されたのは57人、異常と判定されたのは12人でした。MWSTは感度63.6%、特異度91.4%で有意に誤嚥を判定しました。RSSTはパーキンソン病患者の誤嚥

の判定には有意ではありませんでした。RSSTは無動寡動が強いパーキンソン症候群患者では、嚥下機能に関わらず、異常と判定されることがあります。

実際の診療の場面では、問診で嚥下障害が疑われれば、質問票を使ってより詳しく症状を確認します。そして、異常があれば、MWSTを行います。これらのスクリーニングで嚥下障害が疑われた場合には、VFやVEを行い、嚥下機能を評価するようにしましょう。

文献

1) 山本敏之, 臼井晴美, 新庄孝子ら. 問診によるパーキンソン病患者の誤嚥の評価. 嚥下医学 2012;1:90-98.
2) Lam K, Lam FK, Lau KK, et al. Simple clinical tests may predict severe oropharyngeal dysphagia in Parkinson's disease. Mov Disord 2007;22:640-644.
3) Manor Y, Giladi N, Cohen A, et al. Validation of a swallowing disturbance questionnaire for detecting dysphagia in patients with Parkinson's disease. Mov Disord 2007;22:1917-1921.
4) Yamamoto T, Ikeda K, Usui H, et al. Validation of the Japanese translation of the Swallowing Disturbance Questionnaire in Parkinson's disease patients. Qual Life Res 2012;21:1299-1303.
5) 植田耕一郎, 岡田澄子, 北住映二ら. 摂食・嚥下障害の評価（簡易版）日本摂食嚥下リハビリテーション学会医療検討委員会案. 日摂食嚥下リハ会誌 2011;15:96-101.

（山本 敏之）

Column 咽喉頭異常感症

咽喉頭異常感症とは、患者が咽頭に詰まり感を訴えるものの、通常の耳鼻咽喉科的視診では、訴えに見合うような器質的病変を局所に認めない状態です。中国後漢時代の医学書「金匱要略（きんきようりゃく）」にも、のどの途中に炙った肉の塊が詰まったかのように感じる症状を「咽中炙臠（いんちゅうしゃれん）」という言葉で説明し、半夏厚朴湯が適応であると解説されています。

パーキンソン病やレビー小体型認知症といったレビー小体病は、嚥下障害の自覚をもたない患者がいる一方で、咽喉頭異常感症を合併した患者が多数います。咽喉頭異常感症の患者は自分から症状を訴えることが多く、「飲み込んだ後、のどの途中に詰まった感じが続く」「食べ物はのどに引っかかるため、水分しか飲み込めない」などを訴えます。しかし、嚥下造影検査でみても、内視鏡でみても、食物の残留や隆起性の病変はありません。咽喉頭異常感症は器質的な異常はありませんが、咽頭での引っかかりに対する不安から薬を飲み込めなくなったり、固形物を食べられなくなったりします。

その結果、薬効が不安定になったり、体重が激減して全身状態が悪くなったりします。レビー小体病患者に咽喉頭異常感症の合併を疑ったら、早めに器質的な障害を除外し、半夏厚朴湯の適応を考えます。半夏厚朴湯はパーキンソン病患者の嚥下反射の開始を早くするという報告もあります[1]。

文献

1) Iwasaki K, Wang Q, Seki H, et al. The effects of the traditional chinese medicine, "Banxia Houpo Tang (Hange-Koboku To)" on the swallowing reflex in Parkinson's disease. Phytomedicine 2000;7:259-263.

（山本 敏之）

Ⅲ. パーキンソン症候群の摂食嚥下障害への対応

2. 服薬時の観察点、対処法

「コンプライアンス」と「アドヒアランス」

近年、「服薬コンプライアンス」は「服薬アドヒアランス」という考え方に変わりました。これまで使われていた「コンプライアンス」という言葉は、「患者が医療者の指示に従って治療を受ける」という概念であったのに対し、「アドヒアランス」は「患者自身が積極的に治療方針の決定に参加し、治療を受ける」という考え方です。

パーキンソン症候群の内服治療では、1日の症状に合わせて、内服量、内服時間を設定することが必要であるため、服薬アドヒアランスが大切です。服薬アドヒアランスを良好にするには、患者自身が必要な治療を理解することと医療者が服薬の障害となる問題を取り除くことの両方が必要です。

単純な「薬の飲み忘れ」には、患者自身に内服時間を記録していただいたり、介護者に服薬状況を確認していただいたりして対応します。また、内服後の空き薬包紙を確認することで、正しく内服できているかを知ることができます。

しかし、摂食嚥下障害を合併した患者の場合、服薬を忘れていなくても、薬を手にしてから体に吸収させるまでの過程に問題が現れることが多く、薬効がばらつきます。

内服動作の問題

パーキンソン症候群患者には巧緻運動障害のため、シートから薬剤を取り出す動作がうまくできない患者がいます。このような患者には、薬剤を1包化し、薬包紙から薬剤を取り出す動作を少なくします。

また、振戦やジスキネジアのために内服時に水をいれたコップを口腔まで運ぶことができない患者は、ストローで飲むことを検討します。ストローでの飲水は、患者自身が吸い上げる量を調整できるメリットがあります。しかし、吸い上げる力が弱く、ストローで飲むことができない場合は、吸い口がついている自助具や介護用品を使用します。吸呑みは傾けるだけで容易に液体の注入ができるため、一度に多くの量の水分が口腔に注入されないように、傾ける角度や流し込む時間に注意が必要です。

嚥下障害患者の内服時の姿勢は、頸部が過度に伸展位にならないようにします。レビー小体病や進行性核上性麻痺の患者は、頸部伸展位であることが多いため、鼻の当たらない切れ込みの入ったコップを使用するなど工夫します。背もたれがある車いすに座って内服する場合は、枕を使ったり、上体を起こす角度を調整したりします。ベッド上で内服する場合には、枕を使って頸部の角度を調整します。また、首下がりのために口唇が下を向いた姿勢では、口腔から咽頭への送り込みは重力に抗して行う必要があり、飲み込みづらい場合があります。リクライニングの姿勢で内服すると飲みやすいことがあります。

口腔送り込み期の問題

口腔から咽頭への送り込みが悪いパーキンソン症候群患者は、薬剤が口腔に停留している時間が長く

なります。薬剤を口腔に入れるところまでを観察するのではなく、その後の口腔の状態も観察しましょう。口腔に色がついている場合、ドパミン受容体刺激薬が口腔で溶け、唾液と混じった可能性があります。また、口腔でL-dopaと酸化マグネシウムが混ざると、黒〜茶色になります（Ⅳ-2参照）[1]。

錠剤を咽頭に送り込めない患者には、錠剤を分割し、嚥下用のゼリーやとろみをつけた水分（段階2、段階3）で包み込むようにするとうまく内服できることがあります。また、オブラートに錠剤を包んでからスプーンに載せ、オブラート全体を濡らし、ゼリー状にして内服する方法も有効です。錠剤が口腔でばらつかず、一塊で内服できます[2]。

咽頭期の問題

嚥下障害を合併したパーキンソン症候群患者は、しばしば服薬時にむせます。その原因が嚥下反射のタイミングの遅れである場合、嚥下用のゼリーやとろみをつけた水分が有効です。簡易懸濁法で溶解した薬剤にとろみをつけて内服します。薄いとろみ（段階1）であれば、ストローで飲んだり、吸い口のついた容器を使って口腔に注入したりすることができます。

錠剤の内服しにくさを自覚しているため、錠剤を飲むことが不安で、口腔から咽頭に送り込めない患者もいます。このような患者には、咽頭期の異常のため、喉頭蓋谷に錠剤が引っかかり、内服できていない場合があります（p.70参照）。錠剤を粉砕、あるいは簡易懸濁し、咽頭で通過しやすいように工夫します。

嚥下内視鏡検査や嚥下造影検査で異常がない、咽喉頭異常感症（p.67参照）を合併した患者では、とろみがついているだけでも飲み込みづらさを訴える場合があり、とろみをつけずに飲む方が上手に内服できます。

食道期の問題

パーキンソン症候群患者は、食道の蠕動運動が悪いことが多いため、臥床した状態や腰曲りの状態では内服薬が食道に運ばれないことがあります（p.112参照）。重力で内服薬が食道を通過できるように、内服後はできるだけ上体を起こしましょう。

文献

1) 福田光司, 小倉健一郎, 平塚明ら. 酸化Mg製剤がL-DOPA/DCI製剤のDCI（配合剤）へ与える影響 ―ビタミンC剤による相互作用抑制効果の検討―. 日病薬誌 2010;46:1648-1652.

2) 日本摂食・嚥下リハビリテーション学会医療検討委員会 嚥下調整食特別委員会. 日本摂食・嚥下リハビリテーション学会嚥下調整食分類2013. 日摂食嚥下リハ会誌 2013;17:255-267.

（臼井 晴美、山本 敏之）

2 咽頭での内服薬の停留がno-on現象の原因になったパーキンソン病患者

【患者】69歳　男性

【主訴】
　起床時に薬が飲めない、薬を飲んでもなかなか効いてこない

【既往歴】肺炎なし、窒息しかけたことあり

【現病歴】
　60歳、歩行時に左足を引きずるようになった。62歳、ろれつが回りにくくなった。63歳、歩き始めに左足の出が悪くなり、パーキンソン病と診断された。抗パーキンソン病薬による治療を開始し、歩きにくさやしゃべりにくさは改善した。64歳、突進歩行が出現した。すくみ足もあり、自宅内でしばしば転倒した。このころから朝食を飲み込みにくくなった。

　65歳、杖歩行になった。Wearing-off現象が出現し、内服後、2時間程度で薬の効果が切れ、動けなくなるようになった。66歳、抗パーキンソン病薬の調整でoffの時間は短縮した。突進歩行で人や壁にぶつかるため、屋外では車いすを使うようになった。朝食でむせることが多くなった。

　66歳、起床時に内服することで朝食は摂りやすくなった。67歳、起床時の薬が飲みにくく、水分ではむせるようになった。ゼリーで内服するように変更し、飲みやすくなった。On状態であれば水で内服することができた。67歳、起床時の薬が飲み込みにくいため、自ら錠剤をオブラートに包み、ゼリーと一緒に飲むようにした。68歳、朝食でon状態にならず、窒息しかけることがあった。体重は2年間で9kg減少した。

　69歳、起床時に薬を飲んでも昼になるまで薬の効果が出てこないこと（delayed-on現象）や薬を飲んでもまったく効果が出ないこと（no-on現象）があった。薬の効果が現れるまでの時間は日によってばらつきがあった。飲んだはずの錠剤が咳と一緒に排出されることがあった。

【日常生活動作レベル】
　Hoehn & Yahr重症度Ⅲ度（on）、Ⅳ度（off）。Offでは飲み込みにくさが強く、流涎も多かった。また、声量は低下し、発話明瞭度も低かった。これらの症状はonでは改善した。認知症はなかった。

【食事】
　普通食。内服は錠剤をオブラートに包み、ゼリー状の食品と一緒に飲む（off時のみ）。On時は水で内服。

【検査所見】
　頭部MRI：脳血管障害なし。前頭葉優位の軽度の萎縮あり。脳幹、小脳に萎縮なし。

Case Study —臨床の現場から—

【嚥下造影検査の所見】

とろみ10mLの嚥下（off）

舌運動は小さく、舌根部から喉頭蓋谷へは重力による受動的な輸送のみであった。咽頭収縮も不十分で喉頭蓋谷に残留した。誤嚥はなかった。

液体10mLの嚥下（on）

口腔からの送り込みはスムーズで、咽頭残留はなかった。誤嚥もなかった。

【その後の経過】

Offでは口腔から咽頭への送り込みが悪く、連続した嚥下運動が障害されていました。この患者はオブラートに錠剤を包んでゼリーで内服しており、その後の検査で喉頭蓋谷に錠剤が停留していることがわかりました（図1）。Delayed-on現象やno-on現象の原因は咽頭における錠剤の通過障害が疑われました。On時は嚥下運動が改善しており、速やかにon状態にする必要があると考え、ロチゴチン貼付剤を導入し、経皮的にドパミン受容体刺激薬を吸収できるようにしました。その結果、食事を食べられるようになり、流涎も減少しました。4カ月後には体重が3kg増加しました。

【ポイント】

L-dopaは速やかに小腸から吸収され、効果を発揮します（p.25参照）。内服してからonになるまでの時間がばらつく患者は、口腔から食道のどこかに内服薬が停留している可能性があります。このような患者に非経口薬が有効です。

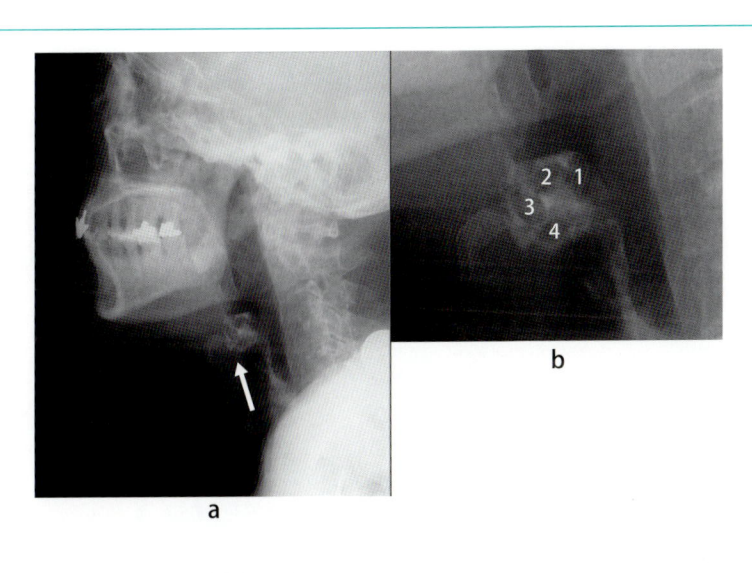

図1 喉頭蓋谷における錠剤の停留
a：内服後の喉頭蓋谷の残留
b：喉頭蓋谷の拡大写真。喉頭蓋谷に錠剤4錠が停留している

（山本 敏之）

Ⅲ. パーキンソン症候群の摂食嚥下障害への対応

3. 歯科学的な問題への対応

咀嚼の仕組み

　咀嚼は、主に前歯で噛み切る咬断運動と臼歯で粉砕する臼磨運動が組み合わさり、食物を嚥下しやすい形態にする消化の一過程です。咀嚼は主に咀嚼筋による下あごの動きで営まれ、上下の歯により食物を効果的に粉砕するために調整されています[1]。

　咀嚼中の下あごの動きは、開口相、閉口相、咬合相に分けられます。開口相は、上下の歯がもっとも広い面積で咬み合う状態（咬頭嵌合位）から始まり（図1a）、口が開くに従って、下あごが食物を噛む側（作業側）へと偏ります（図1b）。続く閉口相では、下あごは噛むために下方から上方へ運動の方向を変え、口を閉じていきます（図1c）。閉口時、下あごは外側に偏った位置から内側斜め上方の咬頭嵌合位へ向かいます（図1d）。そして、咬合相では上下の歯が接触し、下あごは咬合面の形に沿って滑走します（図1e）。その後、再び咬頭嵌合位となります。咀嚼中に下あごが描く、涙滴状の軌跡を「咀嚼サイクル」といいます[2,3]。正常な咀嚼運動では、咀嚼サイクルの軌跡は、安定して規則的になります[3]。

　また、咀嚼では、舌、口唇、頬などの口腔周囲筋も互いに協調して動きます。すなわち、舌尖や口腔前庭に食物が置かれると、口腔外へ漏れないように、頬は外側から、舌は内側から食物を支持し、舌によって食物を咬合面に運びます（図1b）。その後、上下の歯で確実に噛むことができるように頬や舌が食物を保持します（図1c、d）[1,4]。咀嚼中に食物が口腔前庭や舌の下の部分にこぼれても、舌や頬筋が収縮して拾いあげ、咬合面に戻します[5]。

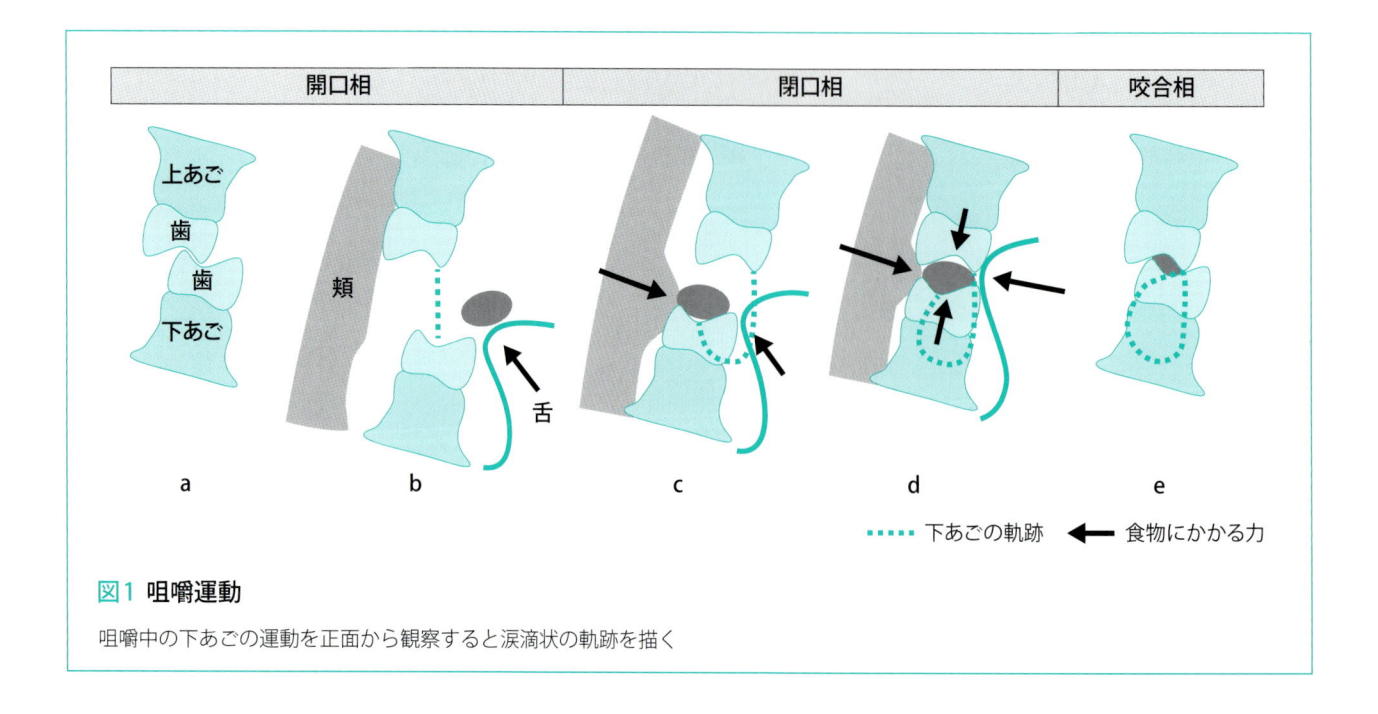

図1 咀嚼運動
咀嚼中の下あごの運動を正面から観察すると涙滴状の軌跡を描く

パーキンソン症候群の咀嚼障害

　パーキンソン症候群の錐体外路症状は、食塊の形成や移送、および咀嚼を障害します。パーキンソン病患者が奥歯を食いしばったときの閉口筋の表面筋電図（以下、筋電図）では、off時ではon時より筋活動を示す振幅が低下する傾向にあります。また、off時にon時では認められないさまざまな異常波形の発現が指摘されています[6]。パーキンソン病患者の随意的な下あごの動きは、on時に比べてoff時では遅く、垂直方向に動く距離が小さくなります。すなわち、咀嚼サイクルが遅く、咬合相が延長します[7]。また、パーキンソン病患者の口腔内の感覚機能の低下も咀嚼障害に関与していると考えられています[8]。

　筆者らは、パーキンソン症候群患者に、咀嚼力判定ガム®を2分間（義歯は3分間）咀嚼させ、同時に咬筋（閉口筋）と顎二腹筋（開口筋）の筋活動を筋電図で記録しました。咀嚼力判定ガム®は、正常に粉砕されるとピンクや赤色に変化し、咀嚼能力が低下すると緑がかった色や色の不均等がみられます。また、健常者がこのガムを咀嚼しているときの咬筋と顎二腹筋の筋活動は、どちらもほぼ均一で、互いにリズムよく開閉口筋が交互に収縮します。咀嚼力判定ガム®は、均等にピンク色を呈します（図2）。

患者1：61歳 男性 パーキンソン病 Hoehn & Yahr 重症度Ⅳ度

　Off時（Hoehn & Yahr重症度Ⅴ度）とL-dopa服用後on時（Hoehn & Yahr重症度Ⅳ度）で比較しました。Off時は、口唇閉鎖が悪く、流涎を認めました。前歯でガムを噛み切ることがなかなかできず、第一期輸送もうまくできませんでした。また、咀嚼時の下あごの動きの運動量が小さいため開閉口の区別がはっきりしませんでした。筋電図で咬筋と顎二腹筋の波形は連続しており、筋活動後に弛緩し切れていませんでした。咀嚼力判定ガム®の結果は、咀嚼できた部分でさえ色が不均等であり咀嚼能力は著しく低下しています（図3）。

　一方、on時の筋電図では、咬筋の一つひとつの波形がはっきりし、咬筋と顎二腹筋の運動にリズムが

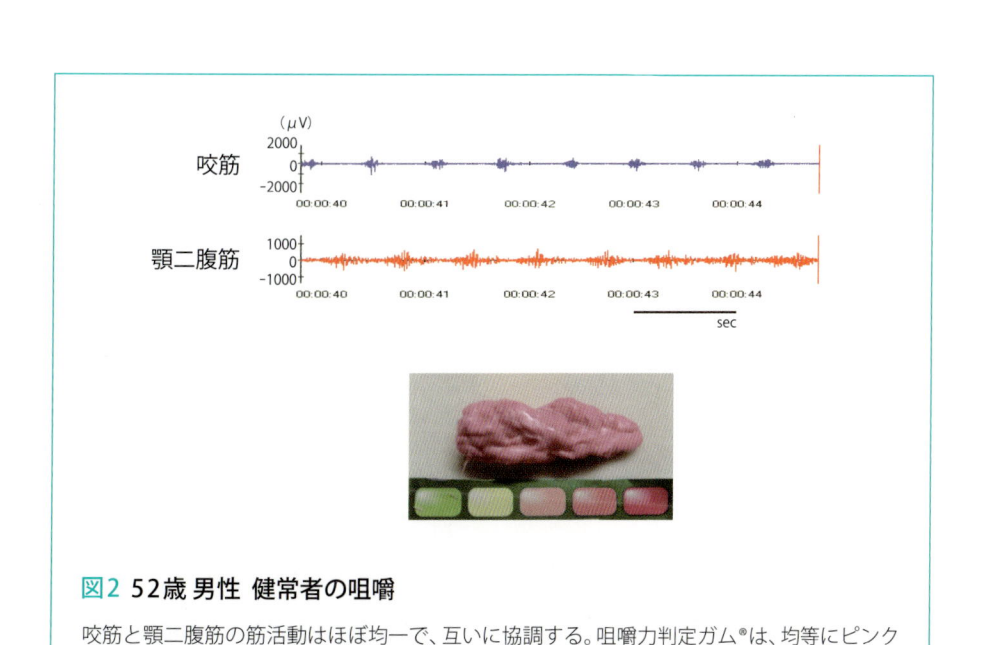

図2　52歳 男性　健常者の咀嚼
咬筋と顎二腹筋の筋活動はほぼ均一で、互いに協調する。咀嚼力判定ガム®は、均等にピンク色を呈する

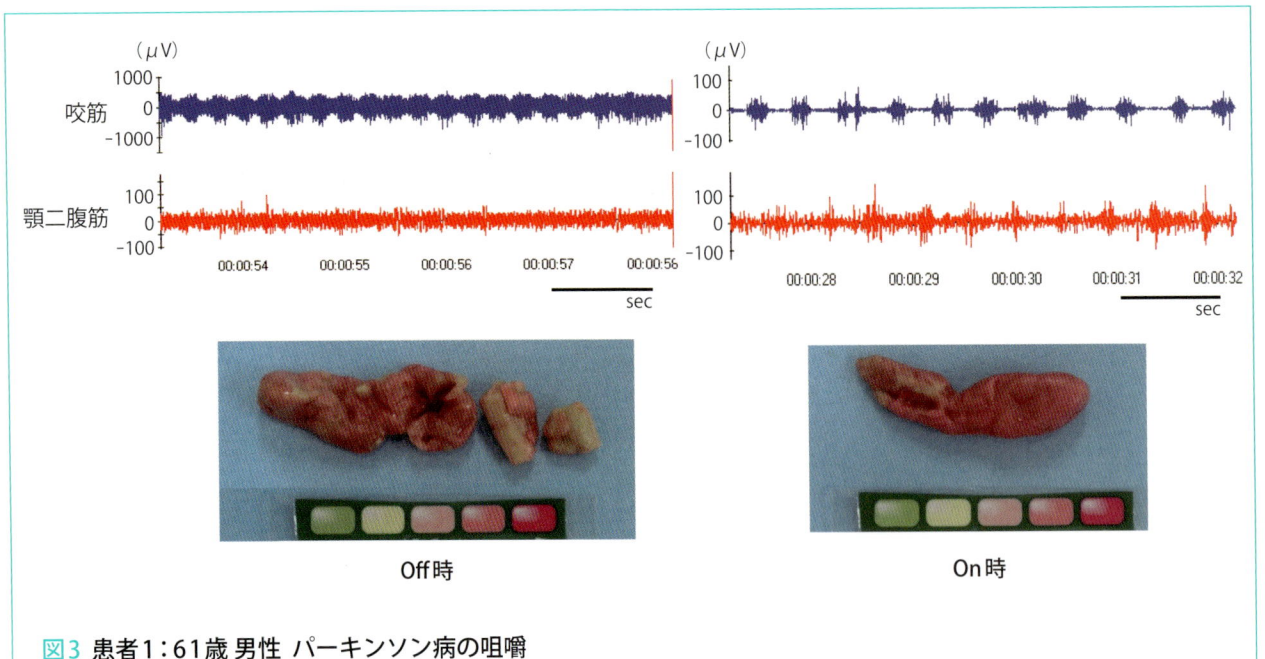

図3 患者1：61歳 男性 パーキンソン病の咀嚼
On時はoff時に比べ、咬筋と顎二腹筋の筋活動がはっきりし、運動にリズムが認められる。咀嚼力判定ガム®は、色にやや不均等を認めるが食塊を形成している

認められます。咀嚼力判定ガム®をみても、off時に比べて咀嚼が改善し、食塊としての形を呈していることがわかります（図3）。

患者2：66歳 女性 進行性核上性麻痺
　転倒しやすいため車いす移動で、眼球運動障害、構音障害、嚥下障害、認知機能障害を認めました。舌や口唇の動きは緩慢で、頬をしっかり膨らませることができませんでした。筋電図では咬筋の波形が均一ではなく、咬筋と顎二腹筋の運動リズムが失われています。咀嚼力判定ガム®の色は不均等で咀嚼が不充分な、いびつな形状をしています。咀嚼力が低下していることがわかります（図4）。

患者3：63歳 女性 大脳皮質基底核変性症
　左上下肢の失行があり、日常生活動作（ADL：activities of daily living）は車いす移動でした。構音障害、嚥下障害を認めました。従命は可能でしたが、口唇と頬の動きはよくありませんでした。咀嚼中の下あごの動きは悪く、咀嚼のリズムも失われていました。筋電図では咬筋と顎二腹筋の波形が不均一でリズムも乱れ、双方の筋が同時に活動していることもありました。咀嚼終了後に患者自身でガムを口腔外に出すことができず、術者が取り出しました。咀嚼力判定ガム®は不均等な色で、下あごの犬歯から臼歯の歯の表面を被覆するように付着していました。大臼歯の一部と犬歯部がくり抜かれています（図5）。舌と頬が歯に作用する力が、適切に発揮できていないと考えられました。

患者4：82歳 男性 多系統萎縮症
　ADLレベルは立ち直り反射障害のため車いす移動で、パーキンソニズムが目立つ多系統萎縮症（MSA-P）であり、流涎が目立ちました。嚥下障害、構音障害、自律神経障害（残尿、便秘）および睡眠時無呼吸症候群を認めました。従命は可能でしたが、口

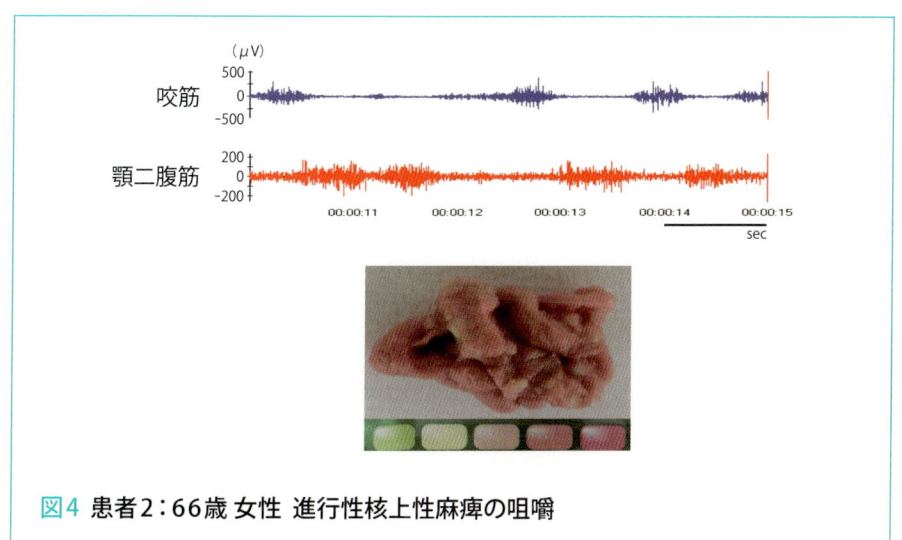

図4 患者2：66歳 女性 進行性核上性麻痺の咀嚼

咬筋の筋活動が不均一で、顎二腹筋との運動リズムが失われている。咀嚼力判定ガム®の色は不均等で、いびつな形状を呈する

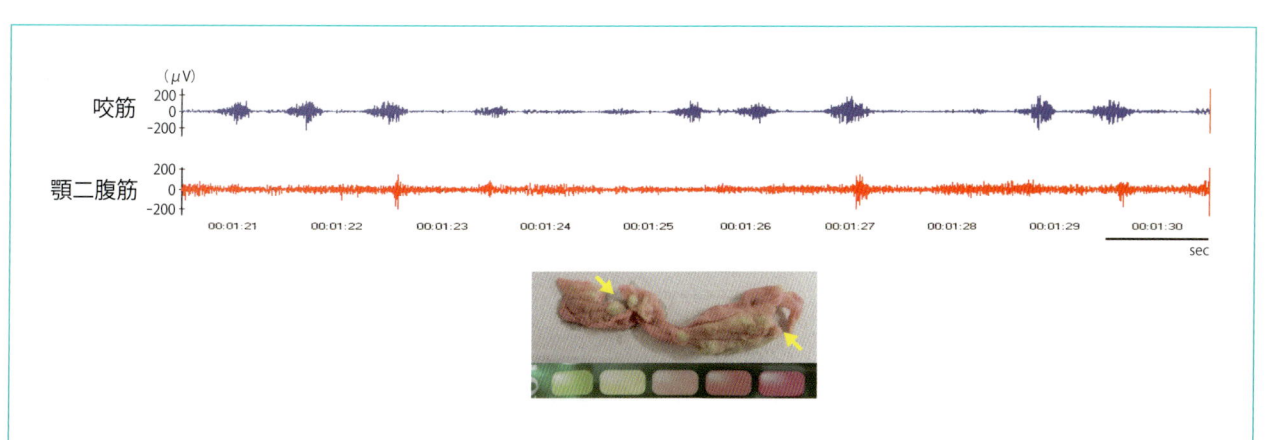

図5 患者3：63歳 女性 大脳皮質基底核変性症の咀嚼

咬筋と顎二腹筋の筋活動は不均一で、双方の筋が同時に活動することもある。咀嚼力判定ガム®は不均等な色で、歯の表面を被覆する形状をしており、大臼歯の一部と犬歯部（矢印）はくり抜かれている

腔周囲筋の動きは悪く、開口障害を認めました。咀嚼中、下あごの動きが悪く、途中で止まることがありました。筋電図では、咬筋と顎二腹筋の筋活動がほとんど認められませんでした。咀嚼力判定ガム®の色はほとんど変化しておらず、元の板状の形が残っており、著しく咀嚼能力が低下しています（図6）。

このように、パーキンソン症候群患者では、下あごの運動の障害に加え、舌や口唇、頬筋などの口腔周囲筋の障害により、食片を咬合面に保持できず、口腔前庭や舌下面にこぼれてしまうため咀嚼障害が起こります。

歯科としての対応

咀嚼筋や、舌、口唇、頬などの口腔周囲筋の運動障害は、on時には改善することがあります。したがって、パーキンソン症候群患者の錐体外路症状を改善させることは咀嚼の改善に有効です。しかし、疾患が

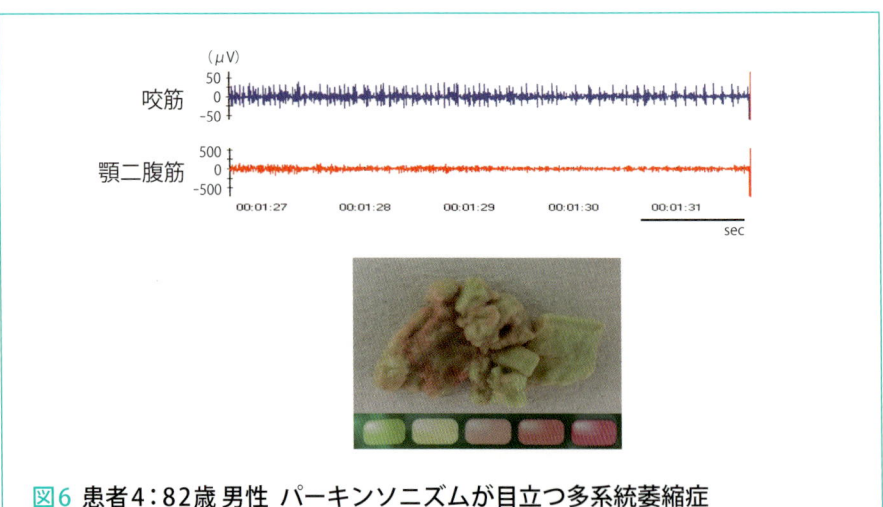

図6 患者4:82歳 男性 パーキンソニズムが目立つ多系統萎縮症
咬筋、顎二腹筋の筋活動がほとんど認められない。咀嚼力判定ガム®の色はほとんど変化しておらず、元の板状の形が残っている

進行すると、錐体外路症状が悪化し、咀嚼運動も悪化します。歯科治療としてパーキンソン症候群患者にできる対応は、咀嚼でもっとも重要な咬合関係をできるだけ回復し、維持することです。咬合関係が得られないと、嚥下の際に、口腔周囲筋を緊張させて下あごを固定し、歯の喪失により上下の歯肉の間にできたスペースを舌で埋めなければなりません[3]。そのため、舌の運動障害を伴う錐体外路症状があると咀嚼障害は助長されることになります。

歯科治療に際し、患者の姿勢に注意します。頸部前屈や姿勢保持が困難な場合は、タオルなどを介在させ患者に楽な姿勢をとらせます。また、誤嚥のリスクがある場合は、水平位を避け上体は起こします。

診査にあたっては、特に開口距離や開口維持を確認し、治療の可否を判断します。開口距離が二横指未満の場合は、治療のできる範囲が限られます。パーキンソン症候群患者は歯間部や歯と歯肉の境目である歯頸部に食片が溜まりやすく、根面齲蝕や歯周病の頻度が高くなります(Ⅳ-2参照)[8]。義歯を使用している患者では、患者自身で義歯の着脱が可能かを確認し、誤咬による粘膜損傷の有無も確認します。認知能力が低い場合は、全身麻酔下での歯科処置も考えられるため、確認が必要です。

誤咬による粘膜損傷がある場合は、歯の形態の修正や抜歯により原因の除去を行います。むし歯の治療には、最小限の切削と歯型の採取が要らない練成充填材による修復処置が望ましいと思われます。その際、安全で確実な施術のために、ラバーダム防湿が有用です。これにより、治療中の舌ジスキネジアなど不随意運動による粘膜損傷や治療小器具の誤飲・誤嚥の予防、および開口の維持に役立ち患者の苦痛が軽減できます。同時に患者に対して介助者を含めた口腔衛生指導と食事指導を行い、術者は機械的歯面清掃やフッ化物歯面塗布を行います。

パーキンソン症候群患者では、床義歯は不安定になりやすくなります。そのため術者は、部分床義歯(部分入れ歯)の場合は義歯の維持装置の数や設定位置などを工夫します(図7)。全部床義歯(総入れ歯)の場合は、型を採る際に患者の筋肉の動きを術者の手指により印記することで、機能時の義歯の安定を図ります。パーキンソン病患者の咬合の回復にインプラント治療が有用であるという報告があります[9]。

しかし、手術時の姿勢維持困難と上部構造の清掃不良によるインプラント周囲炎の問題を考慮して慎重に判断するべきです。

メンテナンスは、定期的に口腔診査と予防処置を行います。定期診査の間隔は、患者の口腔状態により決めます。可能な限り、患者の介助者に診療情報を提供し、治療および予防に対する協力を仰ぐことが、長期にわたる口腔の健康を保つ上で重要と考えます。

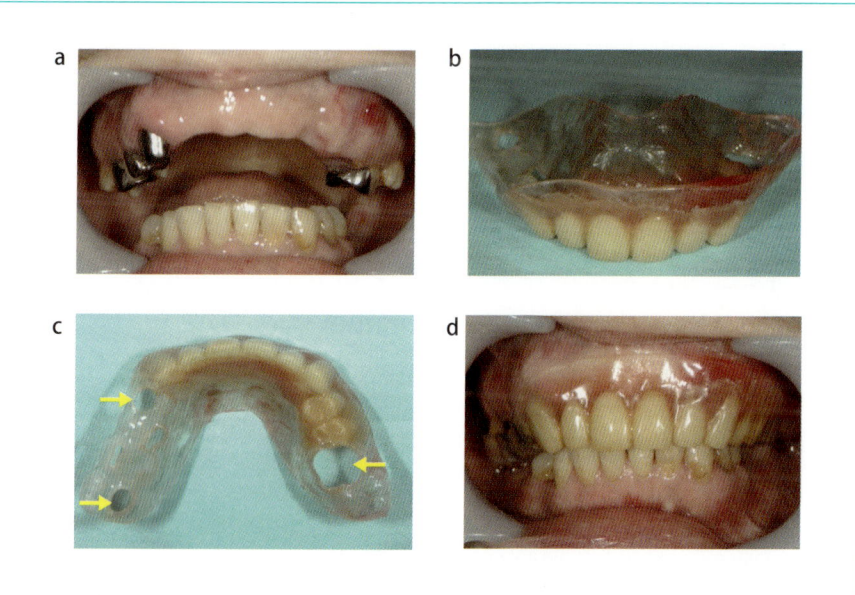

図7 患者5：75歳 女性 パーキンソン病（Hoehn& Yahr Ⅴ度）の義歯の工夫
a：義歯の着脱ができない患者に、スプリントによる義歯を作製
b：正面観
c：咬合面観。咬合する天然歯の部分はくり抜く（矢印）
d：スプリントによる義歯をセットしたところ

文献

1) 保母須弥也, 編. 咬合学事典 縮刷版. 第1版, 東京：書林；1982.
2) 羽賀通夫. 咬合学入門. 第1版, 東京：医歯薬出版；1980.
3) 保母須弥也, 高山寿夫, 波多野泰夫. 新編咬合学事典. 第1版, 東京：クインテッセンス出版；2011.
4) 上條雍彦. 口腔解剖学. 第3版, 東京：アナトーム社；2006.
5) 森本俊文, 山田好秋, 編. 基礎歯科生理学. 第5版, 東京：医歯薬出版；2008.
6) Robertson LT, Hammerstad JP. Jaw movement dysfunction related to Parkinson's disease and partially modified by levodopa. J Neurol Neurosurg Psychiatry 1996;60:41-50.
7) Karlsson S, Persson M, Johnels B. Levodopa induced ON-OFF motor fluctuations in Parkinson's disease related to rhythmical masticatory jaw movements. J Neurol Neurosurg Psychiatry 1992;55:304-307.
8) Bakke M, Larsen SL, Lautrup C, et al. Orofacial function and oral health in patients with Parkinson's disease. Eur J Oral Sci 2011;119:27-32.
9) Packer M, Nikitin V, Coward T, et al. The potential benefits of dental implants on the oral health quality of life of people with Parkinson's disease. Gerodontology 2009;26:11-18.

（福本 裕）

III. パーキンソン症候群の摂食嚥下障害への対応

4. 食形態の調整

摂食嚥下障害と食形態

　摂食嚥下障害に対する食形態の調整はとても大切です。摂食嚥下機能が低下していても、食形態を調整することで誤嚥性肺炎や栄養障害を起こさずに経口摂取を継続できる患者も多数います。

　日本摂食嚥下リハビリテーション学会は、嚥下調整食分類2013［学会分類2013（食事）、（とろみ）］(http://www.jsdr.or.jp/wp-content/uploads/file/doc/classification2013-manual.pdf)（**資料1、2、3**）を発表しました[1]。この分類では、嚥下調整食の定義や位置づけを明確にし、必要な咀嚼能力と対応させています。また、とろみについては、薄いとろみ、中間のとろみ、濃いとろみの3つに分け、それぞれの性状について、飲んだときと見たときに分けて説明されています。今後、この分類を病院内や他の施設への申し送りに使うことで、情報共有しやすくなることを期待し、本節でもこの分類を使って解説します。

食形態の考え方

　食事において、安全性、食事摂取量、食事にかかる時間はどれも重要ですが、最優先すべきは安全性です。パーキンソン症候群患者に多いとされる窒息や誤嚥のリスクを最低限に抑えなければなりません。安全性を確保するための食形態の選択には、嚥下機能を正しく評価し、その情報から考える必要があります。

a. 口腔準備期、口腔送り込み期の問題

　歯牙欠損や齲歯、義歯不適合、あるいは舌の運動障害のために、食物の口腔から咽頭への送り込みに問題が生じることがあります（III-3参照）。そのため、よく咀嚼せずに丸飲みしてしまったり、不用意に食物が咽頭に入ってしまったりする可能性があり、窒息のリスクが高まります。送り込みやすい食物として、まとまりやすく、変形しやすく、付着性の低い食形態が好ましいです。主食は全粥、副食は咀嚼や第二期輸送の障害の程度によって箸やスプーンで切れるやわらかさに調理したり（嚥下調整食4）、さらにペースト状にまで加工したり（嚥下調整食2）といった対応が必要です。

　口腔準備期や口腔送り込み期のみの障害の場合は、水分にとろみの調整が必要ないケースがほとんどですが、口腔保持が悪いパーキンソン症候群患者は水分が不用意に咽頭に流れ込んでむせることがあります。食事中のむせが頻繁であれば、離水に配慮した食品（嚥下調整食3）や段階1のとろみをつけてください。また、ストローで吸うことで一口量を調整できることがあります。

b. 咽頭期の問題

　咽頭期の問題への対処として、その障害が①咽頭残留のみ、②誤嚥のみ、③咽頭残留も誤嚥もある、の3つに分けて考えます。

① 咽頭残留はあるが、誤嚥していない患者

　食物が咽頭に留まり、窒息するリスクがあるため、咽頭での食物輸送の改善を目的とした食形態の調整

資料1　日本摂食・嚥下リハビリテーション学会嚥下調整食分類2013（食事）

コード【I-8項】		名称	形態	目的・特色	主食の例	必要な咀嚼能力【I-10項】	他の分類との対応【I-7項】
0	j	嚥下訓練食品0j	均質で，付着性・凝集性・かたさに配慮したゼリー離水が少なく，スライス状にすくうことが可能なもの	重度の症例に対する評価・訓練用　少量をすくってそのまま丸呑み可能　残留した場合にも吸引が容易　たんぱく質含有量が少ない		（若干の送り込み能力）	嚥下食ピラミッドL0　えん下困難者用食品許可基準Ⅰ
0	t	嚥下訓練食品0t	均質で，付着性・凝集性・かたさに配慮したとろみ水（原則的には，中間のとろみあるいは濃いとろみ*のどちらかが適している）	重度の症例に対する評価・訓練用　少量ずつ飲むことを想定　ゼリー丸呑みで誤嚥したりゼリーが口中で溶けてしまう場合　たんぱく質含有量が少ない		（若干の送り込み能力）	嚥下食ピラミッドL3の一部（とろみ水）
1	j	嚥下調整食1j	均質で，付着性，凝集性，かたさ，離水に配慮したゼリー・プリン・ムース状のもの	口腔外で既に適切な食塊状となっている（少量をすくってそのまま丸呑み可能）　送り込む際に多少意識して口蓋に舌を押しつける必要がある　0jに比し表面のざらつきあり	おもゆゼリー，ミキサー粥のゼリーなど	（若干の食塊保持と送り込み能力）	嚥下食ピラミッドL1・L2　えん下困難者用食品許可基準Ⅱ　UDF区分4（ゼリー状）（UDF：ユニバーサルデザインフード）
2	1	嚥下調整食2-1	ピューレ・ペースト・ミキサー食など，均質でなめらかで，べたつかず，まとまりやすいものスプーンですくって食べることが可能なもの	口腔内の簡単な操作で食塊状となるもの（咽頭では残留，誤嚥をしにくいように配慮したもの）	粒がなく，付着性の低いペースト状のおもゆや粥	（下顎と舌の運動による食塊形成能力および食塊保持能力）	嚥下食ピラミッドL3　えん下困難者用食品許可基準Ⅱ・Ⅲ　UDF区分4
2	2	嚥下調整食2-2	ピューレ・ペースト・ミキサー食などで，べたつかず，まとまりやすいもので不均質なものも含むスプーンですくって食べることが可能なもの		やや不均質（粒がある）でもやわらかく，離水もなく付着性も低い粥類	（下顎と舌の運動による食塊形成能力および食塊保持能力）	
3		嚥下調整食3	形はあるが，押しつぶしが容易，食塊形成や移送が容易，咽頭でばらけず嚥下しやすいように配慮されたもの　多量の離水がない	舌と口蓋間で押しつぶしが可能なもの　押しつぶしや送り込みの口腔操作を要し（あるいはそれらの機能を賦活し），かつ誤嚥のリスク軽減に配慮がなされているもの	離水に配慮した粥など	舌と口蓋間の押しつぶし能力以上	嚥下食ピラミッドL4　高齢者ソフト食　UDF区分3
4		嚥下調整食4	かたさ・ばらけやすさ・貼りつきやすさなどのないもの　箸やスプーンで切れるやわらかさ	誤嚥と窒息のリスクを配慮して素材と調理方法を選んだもの　歯がなくても対応可能だが，上下の歯槽堤間で押しつぶすあるいはすりつぶすことが必要で舌と口蓋間で押しつぶすことは困難	軟飯・全粥など	上下の歯槽堤間の押しつぶし能力以上	嚥下食ピラミッドL4　高齢者ソフト食　UDF区分1・2

学会分類2013は，概説・総論，学会分類2013（食事），学会分類2013（とろみ）から成り，それぞれの分類には早見表を作成した．
本表は学会分類2013（食事）の早見表である．本表を使用するにあたっては必ず「嚥下調整食学会分類2013」の本文を熟読されたい．
なお，本表中の【　】表示は，本文中の該当箇所を指す．
＊上記0tの「中間のとろみ・濃いとろみ」については，学会分類2013（とろみ）を参照されたい．
本表に該当する食事において，汁物を含む水分には原則とろみを付ける．【I-9項】
ただし，個別に水分の嚥下評価を行ってとろみ付けが不要と判断された場合には，その原則は解除できる．
他の分類との対応については，学会分類2013との整合性や相互の対応が完全に一致するわけではない．【I-7項】

文献1）より引用

Ⅲ-4. 食形態の調整

資料2 日本摂食・嚥下リハビリテーション学会嚥下調整食分類2013（とろみ）

	段階1 薄いとろみ 【Ⅲ-3項】	段階2 中間のとろみ 【Ⅲ-2項】	段階3 濃いとろみ 【Ⅲ-4項】
英語表記	Mildly thick	Moderately thick	Extremely thick
性状の説明 （飲んだとき）	「drink」するという表現が適切なとろみの程度 口に入れると口腔内に広がる液体の種類・味や温度によっては，とろみが付いていることがあまり気にならない場合もある 飲み込む際に大きな力を要しないストローで容易に吸うことができる	明らかにとろみがあることを感じがありかつ，「drink」するという表現が適切なとろみの程度口腔内での動態はゆっくりですぐには広がらない 舌の上でまとめやすいストローで吸うのは抵抗がある	明らかにとろみが付いていて，まとまりがよい 送り込むのに力が必要 スプーンで「eat」するという表現が適切なとろみの程度 ストローで吸うことは困難
性状の説明 （見たとき）	スプーンを傾けるとすっと流れ落ちる フォークの歯の間から素早く流れ落ちる カップを傾け，流れ出た後には，うっすらと跡が残る程度の付着	スプーンを傾けるととろとろと流れる フォークの歯の間からゆっくりと流れ落ちる カップを傾け，流れ出た後には，全体にコーティングしたように付着	スプーンを傾けても，形状がある程度保たれ，流れにくい フォークの歯の間から流れ出ない カップを傾けても流れ出ない （ゆっくりと塊となって落ちる）
粘度（mPa・s） 【Ⅲ-5項】	50-150	150-300	300-500
LST値（mm） 【Ⅲ-6項】	36-43	32-36	30-32

学会分類2013は，概説・総論，学会分類2013（食事），学会分類2013（とろみ）から成り，それぞれの分類には早見表を作成した．
本表は学会分類2013（とろみ）の早見表である．本表を使用するにあたっては必ず「嚥下調整食学会分類2013」の本文を熟読されたい．
なお，本表中の【 】表示は，本文中の該当箇所を指す．
粘度：コーンプレート型回転粘度計を用い，測定温度20℃，ずり速度50s^{-1}における1分後の粘度測定結果【Ⅲ-5項】．
LST値：ラインスプレッドテスト用プラスチック測定板を用いて内径30mmの金属製リングに試料を20ml注入し，30秒後にリングを持ち上げ，30秒後に試料の広がり距離を6点測定し，その平均値をLST値とする【Ⅲ-6項】．
注1．LST値と粘度は完全には相関しない．そのため，特に境界値付近においては注意が必要である．
注2．ニュートン流体ではLST値が高く出る傾向があるため注意が必要である．

文献1）より引用

資料3 日本摂食・嚥下リハビリテーション学会嚥下調整食分類（食事）シェーマ

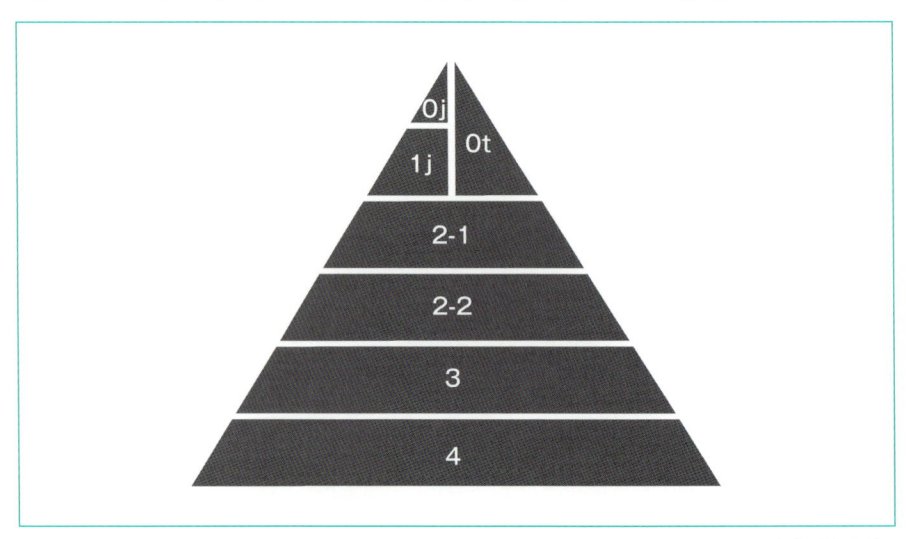

文献1）より引用

が必要になります（Ⅳ-1参照）。主食は米飯か全粥（嚥下調整食4）、副食は咽頭通過がよく、付着性の低い食品で、2cmから1cm程度に刻んだサイズが望ましいです（嚥下調整食3、4）。それでも飲み込みづらさを感じたり、何度も嚥下を繰り返したりする場合は、5mm以下に刻んだ食品が適当なこともあります。水分のとろみ調整は必要ありません。咽頭に残ると水分になってしまうゼリーは、お勧めしません。

② 誤嚥しているが、咽頭残留がない患者

離水しやすい食物を避ければ、主食や副食の形態調整は必要なく、水分にとろみをつけることで対応します。とろみの程度は、学会分類（とろみ）段階1（ポタージュ状）から始め、食事評価時のむせや湿性嗄声を観察して、段階1でもむせる場合は、段階2（はちみつ状）、段階3（ヨーグルト状）へととろみを濃くしていきます。どの段階のとろみが適切か、あらかじめ嚥下造影検査（VF：videofluoroscopic examination of swallowing）や嚥下内視鏡検査（VE：videoendoscopic evaluation of swallowing）で調べておくことが望ましいです。このタイプの患者は咽頭収縮が保たれており、とろみを濃くしても咽頭残留する可能性は低いと考えられます。

③ 誤嚥も咽頭残留もある患者

食形態の調整はとても難しくなります。誤嚥を防ぐために水分のとろみを強くすると、咽頭残留が増えてしまうからです。段階1のとろみでむせや呼吸での雑音を評価し、誤嚥が疑われる場合は、段階2にします。主食は米飯か離水しにくい粥、副食は離水しにくく、付着性が低く、かつ咽頭でばらけない食品（嚥下調整食3）が適当です。また、2cm以下のサイズに刻むのがよいでしょう。

c．口腔準備期、口腔送り込み期、咽頭期の問題

口腔準備期から咽頭期までのどの期にも問題がある患者への対応はさらに難しくなります。主食は口腔からの送り込みを考慮して、離水しにくい粥からペースト粥、副食はまとまりやすく押しつぶしやすい形態からミキサー食の範囲で考えます（嚥下調整食2、3）。誤嚥を認めない患者であれば水分のとろみ調整は必要ありません。誤嚥を認める患者は、段階1か段階2のとろみに調整します。咽頭残留が増えるので、段階3のとろみはお勧めできません。

食事摂取量の確保

安全に食べるための食形態を選択できたら、次に考えなければならないのは、十分な食事摂取量の確保です。パーキンソン症候群患者の食事摂取量が低下する原因には、口腔からの送り込みが悪く、疲れて途中で食事を止めてしまう、1日の中で動きの悪い時間と食事時間がぶつかってしまい、食べられないなどがあります。

対策として患者が食べやすい食形態に変更するのが有効なことがあります。たとえば、嚥下調整食4で、食事に長い時間かかってしまう患者の場合、食塊形成や移送しやすい嚥下調整食3に変更して、食事時間や食事摂取量の変化をみます。また、食事時間が1日の中で動きの悪い時間に当たっている場合は、少し動ける時間帯に食事時間をずらしてみます。

これらの対応をしても食事摂取量が増えないようであれば、栄養補助食品の導入を検討します。最近は少量で高カロリー、かつ栄養バランスのとれた栄養補助飲料やゼリーが多種類市販されており、味も美味しいものが出ています。食事を十分に摂れないときは、こうした栄養補助食品を、患者の嚥下機能に合った形態に調整して摂取することをお勧めします。水分にとろみ剤を使っている場合は、ヨーグルト状の食品か、液体の栄養補助食品に液状増粘剤を使

用し、プディング状に調整して使用します。

食事にかかる時間の調整

　パーキンソン症候群の場合、安全に十分な食事摂取量を確保できているものの、1回の食事に1時間以上かかっている、という患者は少なくありません。食事時間が長くなると、疲労し、食事摂取量の減少につながることがあります。

　食事時間が長くなってしまう主な理由として、①口腔からの送り込みに時間がかかる、②咽頭残留をクリアするために何度も飲み込む、③食事動作が拙劣で口に食べ物をもっていくのに時間がかかる、が考えられます。①、②が原因となっている場合は、食形態を調整する必要があります。あるいは、栄養補助食品の割合を増やし、副食や主食を減らすのも一つの方法です。また、1回の食事量を減らし、食事回数を増やすこと（分食）もお勧めです。③が原因と考えられる場合は、食形態の調整だけでは対応策として十分ではなく、食具の変更や姿勢の調整が必要なこともあります。作業療法士や理学療法士に相談してみるとよいでしょう。疲れる前に介護者に食事介助をお願いすることも必要です。

避けたほうがよい食品

　摂食嚥下障害の程度によって、食べるのを避けたほうがよい食品は異なりますが、味噌汁や高野豆腐、スイカなど水分と固形物が混ざった食品や離水しやすい食品は誤嚥につながる可能性があります。もち、パン、イモ、カボチャなどのパサパサした食品は、窒息を招く危険があります。これらの食品は摂食嚥下障害を合併したパーキンソン症候群患者には適しません。高齢者が窒息を起こしやすい食品も避けたほうがよいでしょう（**図1**）。

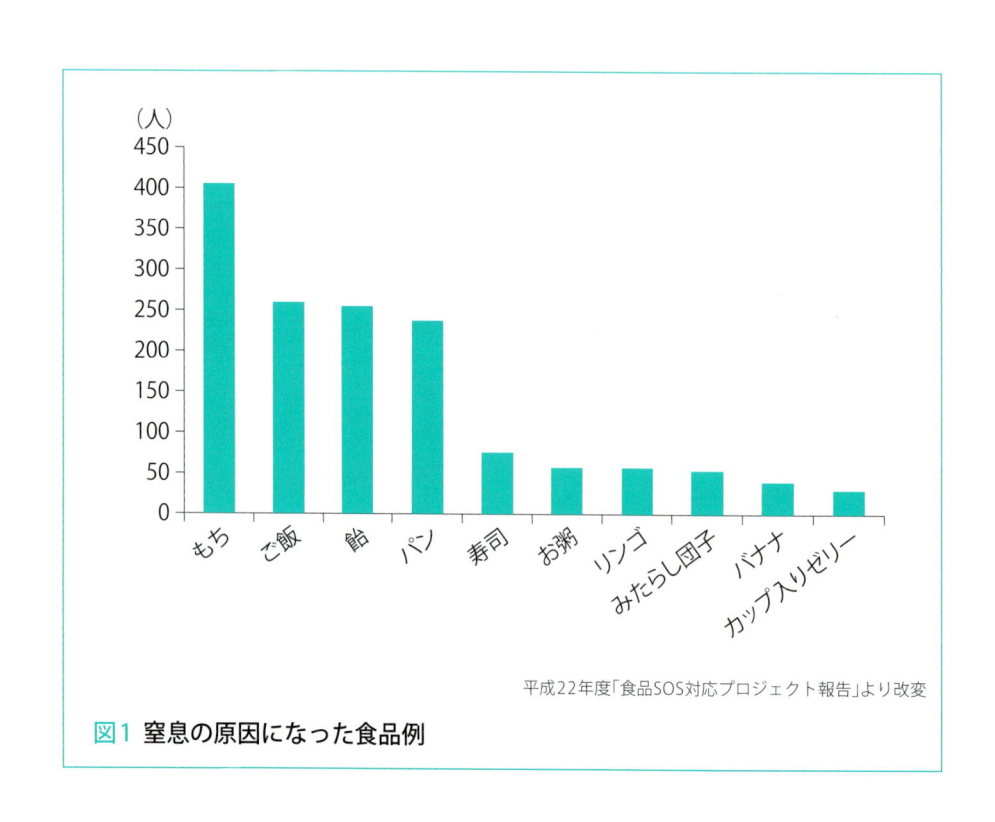

平成22年度「食品SOS対応プロジェクト報告」より改変

図1　窒息の原因になった食品例

食と生活の質

　摂食嚥下障害がある患者には、安全に経口摂取を継続できるように食形態の調整を提案しますが、それは本来の食事のあり方とは異なることを、常に頭に置いておく必要があります。

　食形態の調整を提案したときに、患者から「とろみをつけるとまずくて飲めない」「形のない食べ物は見ただけで食欲が失せる」といった反応が返ってくるのは当然のことと受け止め、患者の気持ちを十分に汲んだ上で、それでも食形態を変更しなければならない理由を、患者に理解しやすいように説明し、受け入れていただくよう努力しなければなりません。また、食形態が変わっても食事を楽しめるように、見た目も味も良い調理法や市販品の情報を提供することも必要です。栄養士に相談してみるのもよいでしょう。

　通常の料理にさらに手を加えるということは、調理する側にとって手間になります。それが毎食となると、かなりの負担です。調理する側には、通常の料理に手を加えるのではなく、最初から嚥下食として調理するようにアドバイスしましょう。

　一般的な料理の中にも、嚥下に適した食物はいろいろあります。そういった料理を多くして嚥下食に取り入れていただくことは、調理する側のやりがいにもなります。調理する側が、なぜこういう食形態が必要であるかを理解することで、料理の種類も広がります。患者の現在の摂食嚥下の状態と、適切な食形態や食事の仕方については、口頭だけではなく、文書にして伝え、患者や介護者の理解を促すことが大切です。筆者の施設では、「お食事についてご留意いただきたいこと」（資料4）という食事指導書を、患者とご家族、もしくは施設担当者にお渡しして、患者が次に来院したときに、こちらが提案した食形態を継続できているかを確認しています。継続できていない場合は、その理由を探り、対応策を考えます。

資料4 NCNP版 食事指導書「お食事についてご留意いただきたいこと」

お食事についてご留意いただきたいこと

1. 食事や飲み込みの評価の結果、以下の項目に問題があることがわかりました．
   - ☐ 食べるときに首が後ろに反ってしまう
   - ☐ 食べ物を次々に口に入れてしまう
   - ☐ 口の中の食べ物を喉まで送り込むことが難しい
   - ☐ 噛む力が弱い
   - ☐ 食べ物を飲み込むタイミングがずれている（遅れている）
   - ☐ 食べ物が喉元にたまりやすい
   - ☐ 飲んだ物が気管に入っている
   - ☐ 気管に入った異物を出す咳の力が弱い
   - ☐ 食べ物が気管に入ってもむせない

2. 入院中の食事内容は以下のようになっていました．

主　食	普通のごはん　やわらかいご飯　粥（全・7分・5分・3分・ペースト）
おかず	普通のおかず　荒キザミ（2cm）　1cmキザミ　極キザミ　ペースト状
禁止食品	パン　牛乳　麺

3. 医師，歯科医師，看護師，言語聴覚士で退院後のお食事について検討しました．
   次の点に気をつけてください．

   1) 食事中の姿勢
      - ☐ （30°・45°・60°）体を倒し，頭の後ろに枕などを入れて顎を軽く引いた姿勢を保つ
      - ☐ 普通に座った姿勢で顎を軽く引く

   （枕を高くする　30°）

   2) 退院後にお薦めする食形態

      主　食
      - ☐ お粥をミキサーにかけて（ポタージュ・はちみつ・ヨーグルト）くらいの硬さに調節
      - ☐ お粥（ペースト，三分，五分，七分，全）
      - ☐ やわらかく炊いたご飯
      - ☐ 通常のかたさのご飯

      トロミ剤の目安（ネオハイトロミールⅢ®の場合）

	ポタージュ状	はちみつ状	ヨーグルト状
水100cc	0.5g	1.2g	2.2g
牛乳100cc	0.7g	1.5g	2.3g

      おかず
      - ☐ ミキサーにかけて（ポタージュ・はちみつ・ヨーグルト）くらいの硬さに調節
      - ☐ （2cm, 1cm, 5mm以下）に刻む
      - ☐ 刻んだ食べ物にあんかけ状のとろみをからめる

      水　分
      - ☐ ゼリー状にする
      - ☐ とろみ剤を使って（ポタージュ・はちみつ・ヨーグルト）くらいの硬さに調節
      - ☐ 液状のとろみ剤を使ってプリン状にする
      - ☐ とろみ剤は不要
      - ☐ ストローを使って飲む

      食べると危険な食物
      - ☐ お餅
      - ☐ パン
      - ☐ 芋やカボチャなどぱさぱさした食品
      - ☐ 水分と固形物が混ざった食品．お味噌汁，がんもどき，高野豆腐，スイカなど

3) 食べ方（自分で食べる場合）
- ☐ 軽く顎を引いた姿勢で食べる．
- ☐ 小さなスプーンを使って、一口量を少なめにする
- ☐ ゆっくり食べる（小さな容器に食事を少しずつ盛ってもらう）
- ☐ 口にいれたものを飲み込んでから次の一口を入れる
- ☐ お茶やとろみ付のお茶とおかずやご飯を交互に食べる
- ☐ 食事の途中で右下・左下を向いて，1回ずつ飲み込む
- ☐ 一口に対して2度以上飲み込む
- ☐ むせたら，むせがおさまってから，食事を再開する

4) 介助の仕方（介助食の場合）
- ☐ 首がうしろに反らないように，姿勢を調整する
- ☐ 食べ物を舌の奥において送り込みやすくする
- ☐ 飲み込みを確認してから次の一口を入れる
- ☐ むせている時は，無理に止めようとせず，しっかりむせさせる

5) その他
- ☐ 入れ歯は必ず着ける（合わないときは、かかりつけの歯医者さんに直してもらってください）
- ☐ 食事時間が長引くようなら食事を1日に数回に分ける
- ☐ 食事中の血圧低下や呼吸状態に注意する
- ☐ 食後は必ず口腔ケアを行う（口腔ケアの方法は病棟看護師から説明があります）

> 十分に気を付けていても，頻繁にむせる，熱が続く，痩せてくるなどの症状がでたときは、必ず主治医にご相談ください．

　　　　　　　　　　　　　　　　　　　　　　　　　　年　　月　　日
　　　　　　　　　　　　　　　　　　　　　　　国立精神・神経医療研究センター病院

　　　　　　　　　　　　　　　　　　　　　　　説明者＿＿＿＿＿＿＿＿＿＿＿＿

文献

1) 日本摂食・嚥下リハビリテーション学会医療検討委員会　嚥下調整食特別委員会．日本摂食・嚥下リハビリテーション学会嚥下調整食分類2013．日摂食嚥下リハ会誌　2013;17:255-267．

2) 山本敏之．パーキンソン病の嚥下障害．Medical Rehabilitation 2007;83:57-64．

（織田 千尋）

Ⅲ. パーキンソン症候群の摂食嚥下障害への対応

5. 食事からみるパーキンソン症候群

パーキンソン症候群患者の食事評価

　摂食嚥下障害の評価には、嚥下造影検査（VF：videofluoroscopic examination of swallowing）や嚥下内視鏡検査（VE：videoendoscopic evaluation of swallowing）が有用であり、多くの医療機関で検査が行われています。しかし、これらの検査は少なからず侵襲を伴い、自覚症状のない患者に実施するには、ややハードルが高いのが現実です。また、必要な設備をもたない施設や環境では検査の実施が困難です。

　実際の食事場面を観察しながら行う食事評価は、VFやVEといった客観的な評価法に比べ、観察者の経験や知識の量によって評価が異なるという主観的な側面があります。しかし、食事評価は評価できる機会が多いだけでなく、食事環境や摂食動作など、より日常生活場面に近い嚥下状態を観察できるメリットがあります。特にパーキンソン症候群患者の嚥下は食事姿勢や摂食動作など、食事の様子を観察することで得られる情報が多いと思われます。

資料1 NCNP版 食事評価表

NCNP版食事評価表

評価日　　年　　月　　日　　回目
評価者

| 病棟 | ID： | 名前： | 様 | 年齢： | 歳 | M・F |

| 診断名 | | | | | | |

(1)食具：	1. 小スプーン　　2. 中スプーン　　3. フォーク　　4. 箸 5. その他（　　　　　　　　）
(2)食事内容 （朝・昼・夕）	a. 食形態：　　0. 常食　　　　　　　1. 嚥下調整食4　　2. 嚥下調整食3 　（主食）　　　3. 嚥下調整食2-2　4. 嚥下調整食2-1　5. 嚥下調整食1j b. 食形態：　　0. 常食　　　　　　　1. 嚥下調整食4　　2. 嚥下調整食3 　（副食）　　　3. 嚥下調整食2-2　4. 嚥下調整食2-1　5. 嚥下調整食1j c. 水分とろみ：0. 無　　1. 段階1　　2. 段階2　　3. 段階3
(3)摂取方法	0. 自力摂取　　1. 部分介助　　2. 全介助
(4)食事の姿勢	0. 椅子　　1. 端座位　　2. 車いす（リクライニング　　度） 3. Bedup（　　度）
(5)義歯の使用	上あご　0. 無　　1. 有（1-0　適合　　1-1　不適合） 下あご　0. 無　　1. 有（1-0　適合　　1-1　不適合）
(6)咀嚼運動	臼磨運動：　0. 有　　1. 無 咬断運動：　0. 有　　1. 無 丸飲み：　　0. 無　　1. 有

【こうしよう！パーキンソン症候群の摂食嚥下障害】
正誤表

p.87 資料1（10）摂食動作 食事開始1分後、10分後
（誤）「4．体食べながら話す」
（正）「4．食べながら話す」

p.96 図4 説明文
（誤）「78歳 男性 進行性核上性麻痺（車いす移動）」
（正）「69歳 男性 パーキンソン病(Hoehn & Yahr重症度Ⅲ度)」

アルタ出版株式会社

	評価項目	食事開始1分後（　　時　　分）	10分後
(7)	意識レベル	0. 清明　　　　　1. 傾眠	0. 清明　　　　　1. 傾眠
(8)	集中力	0. 問題なし　　　1. 注意散漫	0. 問題なし　　　1. 注意散漫
(9)	On・off	0. On　　　　　　1. Off	0. On　　　　　　1. Off
(10)	摂食動作	0. 問題なし　　　1. かき込み 2. 次々と口に入れる　3. 流し込み 4. 体食べながら話す	0. 問題なし　　　1. かき込み 2. 次々と口に入れる　3. 流し込み 4. 体食べながら話す
(11)	嚥下時の姿勢	0. 問題なし　　　1. 頸部前屈 2. 頸部後屈　　　3. 体幹前傾 4. 体幹側屈　　　5. その他（　　） 姿勢調整の必要　0. 無　　1. あり	0. 問題なし　　　1. 頸部前屈 2. 頸部後屈　　　3. 体幹前傾 4. 体幹側屈　　　5. その他（　　） 姿勢調整の必要　0. 無　　1. あり
(12)	食事スピード		0. 1/4以上　2/3未満 1. 1/4未満　　　2. 2/3以上
(13)	酸素飽和度	開始時　　　　　　　　　　　　　%	10分後　　　　　　　　　　　　　%
(14)	一口量	0. 小スプーン1杯程度 1. 中スプーン1杯程度	0. 変化なし　　1. 減った　　2. 増えた
(15)	代償法	a. 頸部回旋　　1. 未実施　　2. 実施 b. 頸部屈曲位　1. 未実施　　2. 実施 c. 交互嚥下　　1. 未実施　　2. 実施	a. 頸部回旋　　1. 未実施　　2. 実施 b. 頸部屈曲位　1. 未実施　　2. 実施 c. 交互嚥下　　1. 未実施　　2. 実施
(16)	飲水	むせ　　　　　　0. 無　　1. 有 頸部聴診での雑音　0. 無　　1. 有	むせ　　　　　　0. 無　　1. 有 頸部聴診での雑音　0. 無　　1. 有
(17)	固形物嚥下後	むせ　　　　　　0. 無　　1. 有 頸部聴診での雑音　0. 無　　1. 有	むせ　　　　　　0. 無　　1. 有 頸部聴診での雑音　0. 無　　1. 有
(18)	固形物嚥下後の飲水	むせ　　　　　　0. 無　　1. 有 頸部聴診での雑音　0. 無　　1. 有	むせ　　　　　　0. 無　　1. 有 頸部聴診での雑音　0. 無　　1. 有
(19)	離水しやすい食物の嚥下後	むせ　　　　　　0. 無　　1. 有 頸部聴診での雑音　0. 無　　1. 有	むせ　　　　　　0. 無　　1. 有 頸部聴診での雑音　0. 無　　1. 有
(20)	むせた食べ物		
(21)	むせの頻度	0. 無　　1. まれ　　2. たまに 3. 数回に1回　　4. 毎回	0. 無　　1. まれ　　2. たまに 3. 数回に1回　　4. 毎回
(22)	むせる食形態	0. いつも同じ　　1. ばらばら	0. いつも同じ　　1. ばらばら
(23)	湿性嗄声	0. 無　　　　　　1. 有	0. 無　　　　　　1. 有

コメント

国立精神・神経医療研究センター病院 ST室

Ⅲ-5. 食事からみるパーキンソン症候群

筆者の施設では、NCNP版食事評価表(**資料1**)を作成し、摂食機能評価を行っています。本節ではこの食事評価表を使ったパーキンソン症候群患者の摂食嚥下障害の特徴について解説します。

食事評価表の内容

評価表では、第三者が結果をみた場合にも同じような認識をもつことができるように、使用する用語の定義や評価項目の基準を明確にする必要があります。評価表の作成にあたって、摂食・嚥下障害の評価(簡易版)日本摂食嚥下リハビリテーション学会医療検討委員会案[1]を参照しました。以下に、NCNP版食事評価表に用いた評価項目と内容について記載します。

a. 食事環境

(1) 食具

食具の種類を選択、または記載します。

(2) 食事内容

食事の種類を選択します。食形態は施設によって異なるため、本稿に掲載した食事評価表は学会分類2013[2]に合わせました(**p.79参照**)。主食、副食、液体それぞれについて該当項目をチェックします。

(3) 摂取方法

食事の摂取方法を評価し、選択します。本表では、「自力摂取」：用意してある食事を、水分も含め、一人ですべて食べている、「部分介助」：ペース配分のための声掛けが必要、「全介助」：食事動作すべてにおいて介助が必要、と分類します。

(4) 食事の姿勢

食事の姿勢を選択します。ベッド上やリクライニング車いすで摂食し、上体の角度に調整が必要な場合は随時記載します。

b. 咀嚼能力

(5) 義歯の使用

歯牙の状態は咀嚼に影響を与えるため、必要な評価項目です。パーキンソン症候群患者には、運動障害のために歯科受診していない患者も多いので、食事中の義歯使用の有無だけではなく、義歯の適合状態を評価します。

(6) 咀嚼運動

咀嚼運動は、摂取可能な食形態の決定のために必要な評価項目です。本表では、咀嚼運動の評価を、「臼磨運動」：下あごが開閉運動だけでなく側方運動を伴い、食物をすりつぶす動作、「咬断運動」：下あごが開閉運動のみ[3]、「丸飲み」：咀嚼を必要とする食物を咀嚼せずにそのまま嚥下している状態[4]、としてそれぞれを評価しています。

また、NCNP版食事評価表の(7)～(23)は、食事開始1分後と食事開始10分後に5分間ずつ評価を行います。

c. 認知機能

(7) 意識レベル

食事をできる程度の意識レベルであることを前提に、簡便な分類として、「清明」：開眼し、受け答えが可能な場合、「傾眠」：ぼーっとして受け答えができない場合、と評価します。

(8) 集中力

「問題なし」：周囲の刺激に影響されることなく食事を継続できる場合、「注意散漫」：周囲の音や視覚刺激によって食事を中断してしまう場合、とします。

d. 食事

(9) On・off

主にパーキンソン病患者の薬剤の効果を評価しま

す。Off時は、しばしば食物の保持困難、口唇からの食物の漏れ、液体の不用意な咽頭への垂れ込みといった口腔準備期、口腔送り込み期の異常がみられます[5]。評価は観察または問診で行います。

(10) 摂食動作

摂食動作の異常にはさまざまなものがありますが、本表では、「かき込み」：食物を食具で流し込むように摂食する、「次々と口に入れる」：食具を介して摂食するが、動作が止まることがない、「流し込み」：食具を用いずに飲むように摂食する、「食べながら話す」：口腔内に食物を留めたまま会話を始める、を評価項目としてあげています。他の行動がみられた際は随時記載します。

筆者の施設での評価では、進行性核上性麻痺患者は「次々に口に入れる」「食べながら話す」といった問題が目立ちました（表1）。これは前頭葉機能障害が原因である可能性があります。また、多系統萎縮症では摂食動作の問題はみられませんでした。

(11) 嚥下時の姿勢

パーキンソン症候群患者は前かがみの姿勢や頸部伸展位になっていることがあり、摂食嚥下にも影響します[6]。本表では食事姿勢を、「問題なし」「頸部前屈」「頸部後屈」「体幹前傾」「体幹側屈」から選択し、その他の姿勢の場合は随時記載します。また、姿勢調整の有無を選択します。加えて、食事の途中で姿勢が変化していた場合は再度評価を行います。

(12) 食事スピード

食事のスピードが早い場合、生理的な嚥下動作が追いつかずに誤嚥や窒息を引き起こす場合があります。また、食事スピードが極度に遅い場合も食事に伴う疲労により誤嚥の危険性が高まる可能性があります。本表では、食事開始10分後の摂取量から食事スピードを判定し、「早い」：摂取量が全体の3分の2以上のとき、「遅い」：摂取量が全体の4分の1未満のときとします。

(13) 酸素飽和度（SpO₂）

パーキンソン病患者は摂食嚥下障害の自覚に乏しく、むせのない誤嚥（不顕性誤嚥）が多いことが知られています。そのため、むせの観察だけではなく、食事開始1分後と食事開始10分後の酸素飽和度を測定します。

(14) 一口量

一口量が多くなると誤嚥・窒息につながる危険性があります。本表では一口量をスプーンの大きさで示し、「小スプーン1杯程度」：小さじすりきり1杯、「中スプーン1杯程度」：大さじすりきり1杯とします。また、10分後の変化を記録します。

(15) 代償法

摂食嚥下障害患者に対する代償法の活用は誤嚥や窒息の予防に重要です（Ⅲ-6参照）。本表では、「頸部回旋」「頸部屈曲位」「交互嚥下」から選択し、指導した代償法が実践されているかを評価します。また、その他

表1 摂食動作の問題がみられた割合（疾患別）

	かき込み	次々と口に入れる	流し込み	食べながら話す
PD（78人）	1.3%	10.3%	0%	6.4%
PSP（16人）	0%	18.8%	0%	12.5%
MSA-P（7人）	0%	0%	0%	0%

PD：パーキンソン病、PSP：進行性核上性麻痺、MSA-P：パーキンソニズムが目立つ多系統萎縮症

の代償法を行っている場合は随時記載します。

(16)〜(22)むせ、頸部聴診における雑音

むせがどのような食形態で惹起されるか観察します。むせが観察された場合は、具体的な食物を記載します。むせの頻度は、「まれ」：食事を通して1回、「たまに」：食事を通して2、3回程度、「数回に1回」：2、3回飲んで1回程度、「毎回」：飲み込むたびにむせがみられる、と分類します。また頸部聴診法[7]を行い、呼吸音および嚥下音を評価します。異常音が聴取された場合を「有」とします。

(23) 湿性嗄声

食事中の発声や会話から湿性嗄声を評価します。

パーキンソン症候群患者の食事の状況

表1、2はNCNP版食事評価表を使い、パーキンソン症候群患者101人（男性59人、女性42人、平均年齢72.1±7.6歳）を評価した結果です。対象疾患はパーキンソン病78人、進行性核上性麻痺16人、パーキンソニズムが目立つ多系統萎縮症(MSA-P)7人でした。

食事評価の結果をVFと比較したところ、VFで誤嚥を認めた26人は「液体嚥下後のむせ」「固形物嚥下後のむせ」「液体嚥下後の呼吸音」「固形物嚥下後の呼吸音」「湿性嗄声」が有意に多くみられました。

摂食嚥下障害に関連する特徴を疾患別にみると、「誤嚥あり」群において、進行性核上性麻痺の患者はむせ、湿性嗄声、摂食動作の問題が現れやすく、また、多系統萎縮症の患者は食事スピードの問題が多く現れることがわかりました(表2)。

食事評価で異常が疑われたパーキンソン症候群患者には、嚥下機能の客観的な検査を勧めることが望ましいと考えます。また、すでに客観的な検査を実施し、明らかな異常がない患者であっても、食事時間が長くなると疲労のために嚥下機能が悪くなることがあります。食事評価では、さまざまな食物の連続した嚥下を評価することができ、患者の変化をみることができます。異常所見があった場合、その原因を考え、それを取り除くことを考えましょう。

表2 食事中に摂食嚥下障害に関連する特徴を示した割合

		むせあり	湿性嗄声あり	食事スピード 早い	食事スピード 遅い
PD(78人)	誤嚥あり18人	44.4%	61.1%	27.8%	22.2%
	誤嚥なし60人	13.3%	13.3%	11.7%	11.7%
PSP(16人)	誤嚥あり5人	100%	100%	0%	0%
	誤嚥なし11人	54.5%	63.6%	18.2%	9.1%
MSA-P(7人)	誤嚥あり3人	66.6%	0%	0%	66.6%
	誤嚥なし4人	50.0%	25.0%	0%	25.0%

PD：パーキンソン病、PSP：進行性核上性麻痺、MSA-P：パーキンソニズムが目立つ多系統萎縮症

文献

1) 植田耕一郎, 岡田澄子, 北住映二ら. 摂食・嚥下障害の評価(簡易版)日本摂食嚥下リハビリテーション学会医療検討委員会案. 日摂食嚥下リハ会誌 2011;15:96-101.
2) 日本摂食・嚥下リハビリテーション学会医療検討委員会　嚥下調整食特別委員会. 日本摂食・嚥下リハビリテーション学会嚥下調整食分類2013. 日摂食嚥下リハ会誌　2013;17:255-267.
3) 保母須弥也, 編. 咬合学事典 縮刷版. 第1版, 東京：書林；1982.
4) 金子芳洋, 監修. 障害児者の摂食・嚥下・呼吸リハビリテーション その基礎と実践. 第1版, 東京：医歯薬出版；2005.
5) 山本敏之. パーキンソン病とその治療. 嚥下医学 2013;2:4-9.
6) 市原典子. 進行性核上性麻痺患者における嚥下障害の特徴と対策. 医療 2005;59:491-496.
7) 大宿茂, 監修・執筆. 聴診器でできる頸部聴診法の実際と病態別摂食・嚥下リハビリテーション. 名古屋：日総研出版, 2009.

（中山 慧悟）

Column 液体ととろみ

摂食嚥下障害患者の食事にとろみをつけることは一般に行われるようになりました。しかし、なぜ液体のままでなく、とろみをつけるのでしょうか？とろみの適応については、食物の凝集性と付着性を考えるとわかりやすいと思います。

まず、凝集性とはその物体内部の結合の強さをいいます。そのままであれば飛び散ってしまう液体でも、とろみをつけるとまとまりが出ます。ムースやゼリー、あんかけなど凝集性のある食物はバラバラになりづらいため、嚥下ではひとかたまりとして飲むことができます。舌によって速やかに液体を送り込むことができないパーキンソン症候群患者や口唇閉鎖が不十分な患者は、凝集性を高めることで飲みやすくなります。

一方、付着性とはその物質の表面とそれに接触している物質との間に働く結合する強さです。簡単にいうと「くっつきやすさ」のことです。付着性が強い食品は、咽頭をゆっくり移動します。そのため、嚥下反射の開始が遅いパーキンソン症候群患者では、とろみの付着性が有利に働きます。

ただし、すべての摂食嚥下障害患者にとろみが有効なわけではありません。咽頭内をすべらせるために必要な力は、とろみがついているほど必要になります。つまり、とろみがついていると、咽頭内を通過させるために液体より多くの力が必要となるのです。咽頭収縮が悪い患者や上部食道の開大が悪い患者は、とろみをつけることで嚥下しづらくなることがあるので注意しましょう。液体のとろみの程度については、摂食嚥下リハビリテーション学会により学会分類2013[1]が提示されていますので参考にしてください（p.80参照）。

文献
1) 日本摂食・嚥下リハビリテーション学会医療検討委員会　嚥下調整食特別委員会. 日本摂食・嚥下リハビリテーション学会嚥下調整食分類2013. 日摂食嚥下リハ会誌 2013;17:255-267.

（山本 敏之）

Ⅲ. パーキンソン症候群の摂食嚥下障害への対応

6. 摂食嚥下障害のリハビリテーション

パーキンソン症候群患者への摂食嚥下リハビリテーション

　パーキンソン症候群患者へ摂食嚥下リハビリテーションを行うときは、まず次の3点を確認することから始めましょう。

> a. 患者やその家族がリハビリテーションの効果を実感できるか
> b. 患者が理解しやすい訓練法か
> c. 患者個人の身体の状態に合った内容になっているか

a. 患者やその家族がリハビリテーションの効果を実感できるか

　進行性の疾患では、身体機能を長く維持できるとは限りません。できるだけ短い期間で、患者やその家族がリハビリテーションの効果を感じられるメニューにすることが、リハビリテーションを継続するモチベーションになり、良い状態を維持する鍵になります。定期的に評価を行い、客観的にリハビリテーションの効果を示すことも患者のモチベーションを高めます。

b. 患者が理解しやすい訓練法か

　パーキンソン病や多系統萎縮症であっても、加齢による認知機能の低下は起こり得ます。複雑なことや難しいことがなかなか覚えられない患者がいます。患者の理解度を確認しながら、手順がわかりやすい訓練法を選択することが大切です。また、リハビリテーションの目的を明確にして指導すると患者の理解が深まります。

c. 患者個人の身体の状態に合った内容になっているか

　摂食嚥下機能だけではなく、患者個人の身体機能も考慮し、適切なリハビリテーションメニューを組むことが大切です。身体の動きが悪い時間帯がある患者には、多少動きが悪くても無理なく行えるメニューを考える必要があります。食事前のリハビリテーションでは、疲労の原因にならないように、1回にかける時間が長くならないようなメニューが望ましいです。

摂食嚥下リハビリテーションの導入が困難な患者

　摂食嚥下リハビリテーションは、パーキンソン症候群患者全員に実施できるわけではありません。リハビリテーションの導入が困難な患者として、認知機能の低下や高次脳機能障害が著しい患者があげられます。認知症がある患者は、リハビリテーションを行う意味が理解できず、また簡単な内容でも実施できません。
　疾患別の特徴として、大脳皮質基底核変性症患者は、リハビリテーションを行う前にあきらめてしまったり、レビー小体型認知症患者は、すぐに疲労を訴えてリハビリテーションを嫌がったり、また、進行性核上性麻痺患者は、前頭葉機能障害のためリハビリテーションに集中することが難しかったりしま

す。認知機能が低下した患者は、介護者を指導し、介護者の協力を得て、リハビリテーションを継続する必要があります。

また、無動寡動が強い患者は身体機能の障害のため、リハビリテーションを実施できないことがあります。「患者個人の身体の状態に合った内容になっているか」を確認しながら、リハビリテーションを進めましょう。

誤嚥性肺炎を繰り返し発症しているパーキンソン症候群患者も、リハビリテーションの適応を検討する必要があります。特に全身状態が悪い患者は、まず全身状態を安定させる治療を行った上で、摂食嚥下リハビリテーションの開始を検討すべきです。

摂食嚥下リハビリテーションの実際

日本摂食嚥下リハビリテーション学会は、「訓練法のまとめ（改訂2010）」を発表し、学会ホームページ上でも公開しています（http://www.jsdr.or.jp/wp-content/uploads/file/doc/14-3-p644-663.pdf）[1]。この中では、基礎訓練から摂食訓練まで合わせて30以上の訓練法が紹介されています。しかし、パーキンソン症候群患者に有効であるというエビデンスが確立された訓練法は非常に少ないのが現状です。

a. パーキンソン症候群に効果があると報告されている摂食嚥下リハビリテーション

〈食形態の調整および姿勢調整〉

パーキンソン病患者28人と認知症を伴うパーキンソン病患者132人を対象とした研究では、濃いとろみ（はちみつ状）を嚥下したときの誤嚥がもっとも少なく、それぞれ44％と53％でした。また、薄いとろみ（ネクター）とあご引き嚥下も誤嚥の予防に効果がありました[2]。

〈飲み込みに関する運動器官の訓練〉

嚥下障害を伴うHoehn & Yahr重症度III度およびIV度のパーキンソン病患者10人に、舌可動域訓練、舌抵抗訓練、声帯内転訓練、メンデルソン法、頸部、体幹、肩関節可動域訓練をセットで行わせた直後の筋電図では、訓練直前と比較して、5mLの液体嚥下時のpremotor time（刺激から筋肉の活動が起きるまでの反応時間）が有意に短縮しました[3]。つまり、訓練の実施によって、嚥下の惹起が早くなった可能性があります。

〈メトロノームを使った嚥下訓練〉

パーキンソン病患者20人を対象に、間接的嚥下訓練に加えて、メトロノームを使って5gのゼリーを飲む訓練をした結果、通常の間接的訓練のみを行った場合と比べ、口腔内で食物が後方への移動を開始してから食物の先端が咽頭に届くまでの時間が有意に短縮されました[4]。

〈リーシルバーマン音声治療（LSVT®LOUD）〉

LSVT®LOUDは、パーキンソン病患者の声の改善を目的とした4週間の集中プログラムです。8人のパーキンソン病患者および神経疾患患者を対象にこの訓練を行ったところ、嚥下障害の改善が認められました[5]。

〈バイオフィードバックを用いた訓練〉

パーキンソン病患者42人を、従来の摂食嚥下訓練を行うグループと対象患者の嚥下内視鏡検査（VE：videoendoscopic evaluation of swallowing）のビデオ（通常の嚥下の状態と代償法を使った嚥下の状態）をみせながら訓練を行うグループとに分けて、摂食嚥下訓練を実施したところ、VEのビデオをみせながら訓練を行ったグループが、従来の訓練法を行ったグループに比べて、有意に咽頭残留が減り、生活の質や食べる楽しみに関する数値が有意に改善しました[6]。

b. 筆者らが行っている摂食嚥下リハビリテーション

〈頸部屈曲位〉

進行性核上性麻痺やパーキンソン病、レビー小体型認知症の患者は、安静時に頸部伸展位になっていることが多く、この姿勢では、頸椎によって咽頭や食道の入口が圧迫されます。そのため、食物の通過が障害され、喉頭挙上が不十分だと誤嚥する危険があります（図1）。このような患者には、飲むときに頸部屈曲位をとるように指導します[7]。下あごを引いた状態になると、頸椎による咽頭の圧迫がなくなり、食物はスムーズに咽頭を通過できます（図2）。ストローで液体を飲むのもよい方法です。

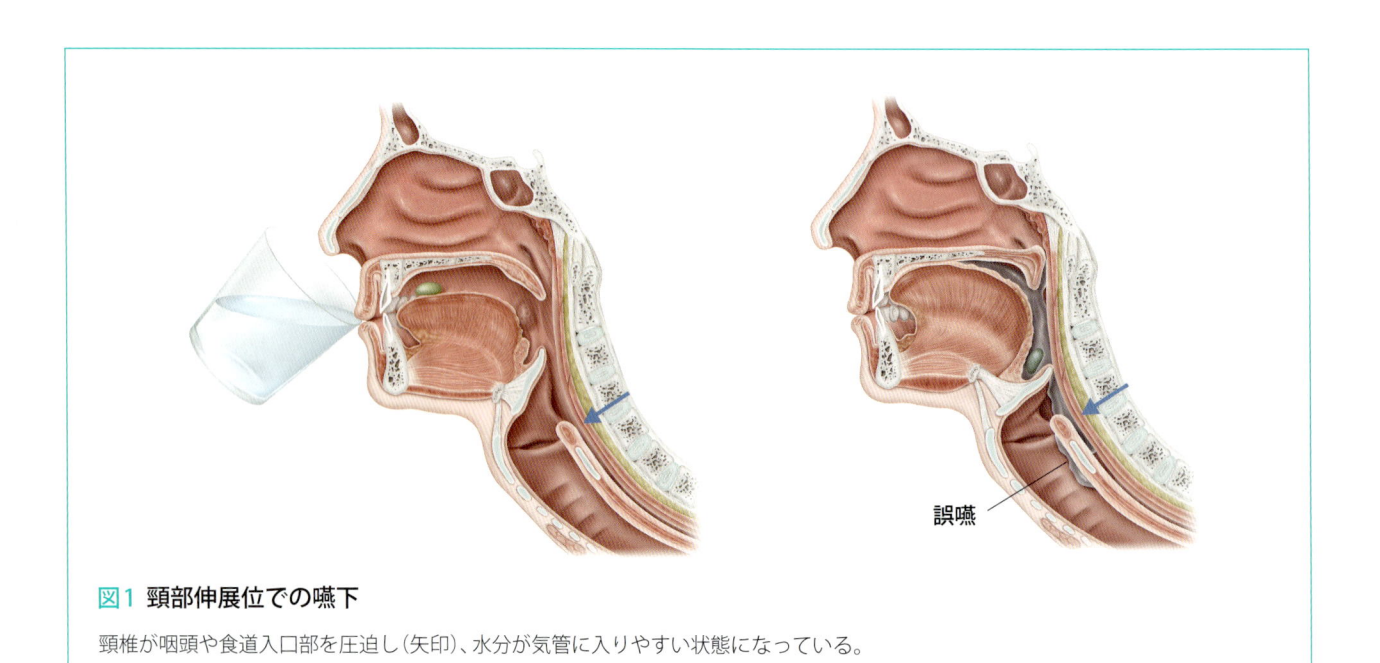

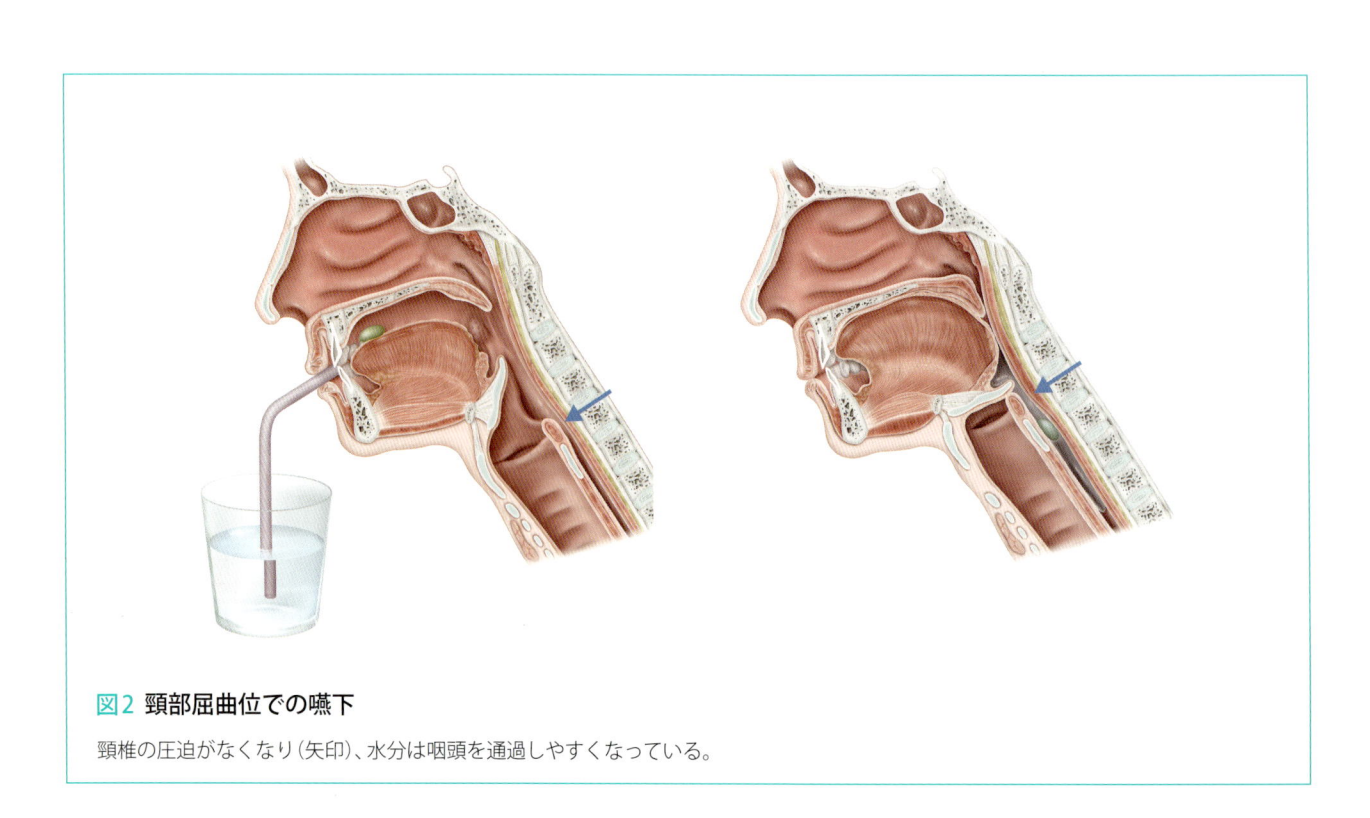

図1 頸部伸展位での嚥下
頸椎が咽頭や食道入口部を圧迫し（矢印）、水分が気管に入りやすい状態になっている。

図2 頸部屈曲位での嚥下
頸椎の圧迫がなくなり（矢印）、水分は咽頭を通過しやすくなっている。

〈頸部回旋（横向き嚥下）〉

　パーキンソン症候群の摂食嚥下障害の特徴の一つは、嚥下後に食物が咽頭に残留することです。梨状窩の食物残留は、嚥下後誤嚥の原因になったり、その後の嚥下において通過の障害になったりします。梨状窩の残留を解消する方法として、頸部を回旋して、空嚥下をする横向き嚥下が有効です[8]。この動作を行うと、回旋させた側と反対の梨状窩が開き、食べ物が通りやすくなります（図3）。食事中、固形物を食べた後に詰まった感じがあれば、液体を飲む前に一度、頸部を回旋して嚥下する指導をします。

　パーキンソン症候群では、左右両方の梨状窩への残留が認められることが多いため、両方向への回旋嚥下を実施するとよいでしょう。また、食後にもこの方法を行うことで、残留物の誤嚥や窒息の予防が期待できます。

〈交互嚥下〉

　固形物と水分やゼリーなどの流動物を交互に嚥下する方法です[1]。べたつきのある食品とさらさらした食品を交互に食べることで、口腔や咽頭に残っている食物を物理的に除去することができます。咽頭残留があり、自発的な追加嚥下が起きにくい患者に有効です。ただし、誤嚥のある患者には、流動物として、段階1か2のとろみをつけた水分やゼリーが適当です（p.80 参照）。

〈バルーン法〉

　バルーン法は、食道入口部の開きが悪い場合に、患者自身が行うリハビリテーションです[9]。膀胱バ

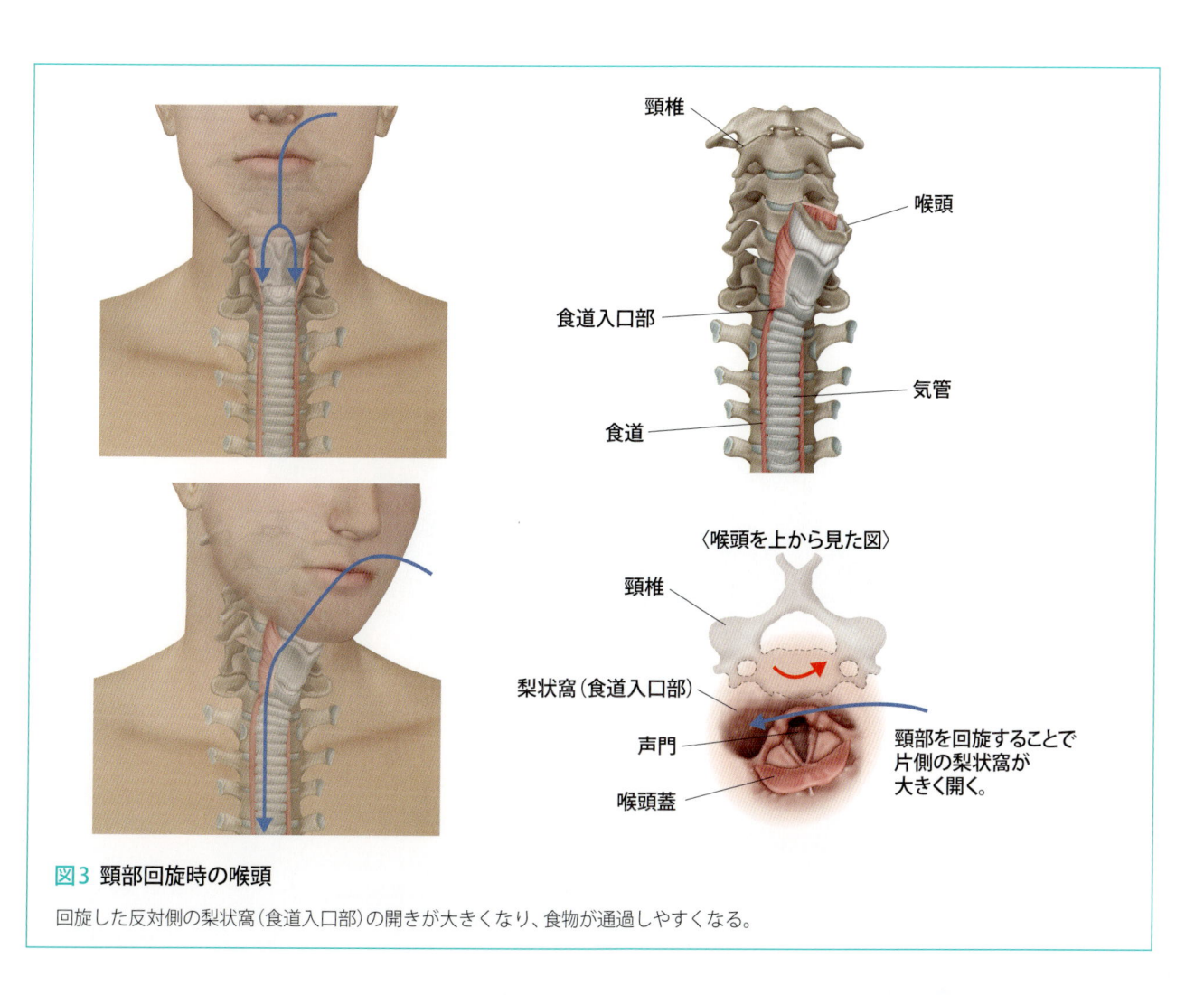

図3 頸部回旋時の喉頭
回旋した反対側の梨状窩（食道入口部）の開きが大きくなり、食物が通過しやすくなる。

ルーンカテーテルを口あるいは鼻腔から食道に入れ、バルーン部分をシリンジで膨らませ、嚥下するタイミングで引き抜くことを繰り返します。膨らませる大きさは3mLから始め、引き抜くときの抵抗をみながら徐々に大きくしていきます。この方法を毎食前に5～7回行います。

導入の際の注意点として、バルーン法で食道を広げると、迷走神経反射で急激に血圧が低下し、失神する可能性があります。安全であることが確認できるまでは、医師の立ち合いのもとに実施し、緊急時に対応できる態勢を整えておきましょう。

筆者らの施設でバルーン法を導入したパーキンソン病患者は、飲み込みやすさを自覚し、胃瘻に併用して少量の経口摂取を再開できました。嚥下造影検査（VF: videofluoroscopic examination of swallowing）では食道入口部の開大が改善しました（**図4**）。

〈頭部挙上訓練（シャキア法）〉

頭部挙上訓練はシャキア（Shaker）博士が開発した摂食嚥下リハビリテーションで、喉頭挙上に関わる筋肉を鍛えることで、嚥下機能を改善させます[10]。この節でこれまで紹介してきた方法と異なり、自分で頸部を挙上できる患者でなければ適応になりません。また、頸椎症など頸に問題のある患者には適しません。

頭部挙上訓練には2種類のやり方があり、どちらも仰向けに寝た姿勢（仰臥位）で行います。一つは、仰臥位で、頭だけもち上げ、お臍をみるようにして、1分間保ちます。その後頭をそっと下ろして1分間休みます。この上げ下げを3回繰り返します。もう一つは、仰臥位での頭の上げ下ろしを30回繰り返します。頭を上げたときに、腹筋に力が入っていたら、それは誤ったやり方です。のどに力を入れる感覚を患者に指導してください。この2つを患者に1日3回、最低6週間実施させます。

筆者らの施設で頭部挙上法を実施したパーキンソン病患者は、咽頭の詰まり感が軽減し、VFでも訓練後の喉頭蓋谷の残留が軽減しました（**図5**）。体幹の筋強剛が軽度で、年齢が若いパーキンソン症候群患者に適応があります。

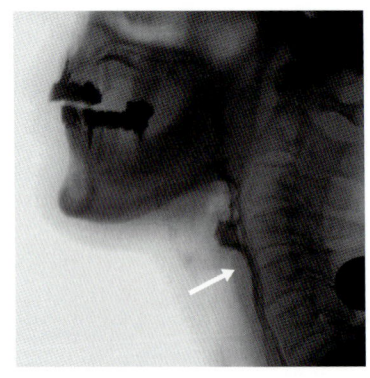

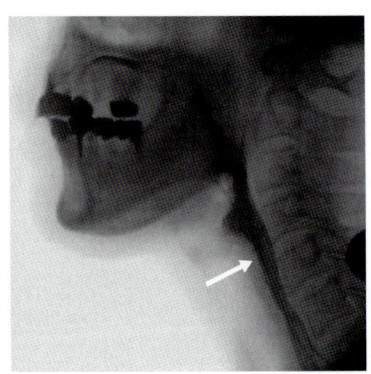

図4 バルーン法の効果
78歳 男性 進行性核上性麻痺（車いす移動）
a：バルーン法実施前。食道入口部の開大不良（矢印）。その後、誤嚥も認められ、胃瘻造設になった
b：バルーン法実施後。食道入口部の開大良好（矢印）。少量の経口摂取を再開した

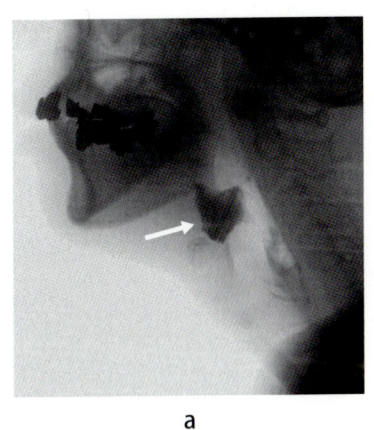

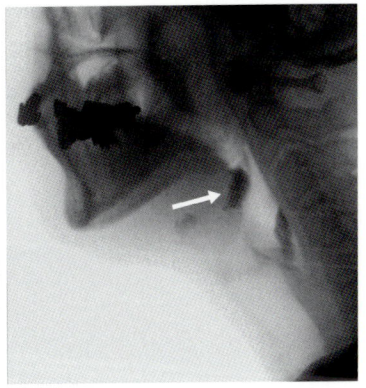

図5 頭部挙上訓練の効果

48歳 男性 パーキンソン病（Hoehn & Yahr重症度Ⅱ度）
a：頭部挙上訓練前。固形物嚥下後、喉頭蓋谷に多量に残留がある
b：頭部挙上訓練開始8週間後、喉頭蓋谷の残留が軽減している

文献

1) 日本摂食・嚥下リハビリテーション学会医療検討委員会. 訓練法のまとめ（改訂2010）. 日摂食嚥下リハ会誌 2010;14:644-663.
2) Logemann JA, Gensler G, Robbins J, et al. A randomized study of three interventions for aspiration of thin liquids in patients with dementia or Parkinson's disease. J Speech Lang Hear Res 2008;51:173-183.
3) Nagaya M, Kachi T, Yamada T. Effect of swallowing training on swallowing disorders in Parkinson's disease. Scand J Rehabil Med 2000;32:11-15.
4) Nozaki S, Matsui T, Umaki Y, et al. Rhythm therapy with a metronome to treat dysphagia in patients with Parkinson's disease. 嚥下医学 2012;1:400-412.
5) Fox CM, Ramig LO, Ciucci MR, et al. The science and practice of LSVT/LOUD: neural plasticity-principled approach to treating individuals with Parkinson disease and other neurological disorders. Semin Speech Lang 2006;27:283-299.
6) Manor Y, Mootanah R, Freud D, et al. Video-assisted swallowing therapy for patients with Parkinson's disease. Parkinsonism Relat Disord 2013;19:207-211.
7) Shanahan TK, Logemann JA, Rademaker AW, et al. Chin-down posture effect on aspiration in dysphagic patients. Arch Phys Med Rehabil 1993;74:736-739.
8) Logemann JA, Kahrilas PJ, Kobara M, et al. The benefit of head rotation on pharyngoesophageal dysphagia. Arch Phys Med Rehabil 1989;70:767-771.
9) 角谷直彦, 石田暉, 豊倉穣ら. 第Ⅱ相嚥下障害のリハビリテーション バルーンカテーテルによる間歇的空気拡張法. 総合リハ 1992;20:513-516.
10) Shaker R, Easterling C, Kern M, et al. Rehabilitation of swallowing by exercise in tube-fed patients with pharyngeal dysphagia secondary to abnormal UES opening. Gastroenterology 2002;122:1314-1321.

（織田 千尋）

IV. 進行期の パーキンソン症候群 患者への対応

1. 摂食嚥下障害を原因とした身体への問題 ───── 100
2. 在宅療養での注意点 ───── 102
3. 胃瘻造設の有効性と問題点 ───── 108
    Case Study 3 ─── 112
4. 誤嚥防止術 ───── 114
    Case Study 4 ─── 118

IV. 進行期のパーキンソン症候群患者への対応

1. 摂食嚥下障害を原因とした身体への問題

誤嚥性肺炎

パーキンソン病でもっとも多い死因は肺炎で20.0～44.1%を占めます[1-4]。また、進行性核上性麻痺においても、もっとも多い死因は肺炎で45%とされています[5]。多系統萎縮症では突然死が多いのですが、肺炎も死因の上位にあります。進行期のパーキンソン症候群患者が肺炎を発症する背景には、誤嚥性肺炎があると考えられています（図1）。

筆者らの調査では、嚥下造影検査（VF：videofluoroscopic examination of swallowing）を実施したパーキンソン病患者90人のうち、誤嚥した患者の2年後の累積肺炎発症率は45.8%で、誤嚥しなかった患者の累積肺炎発症率3.2%を有意に上回っていました。また、レビー小体型認知症患者45人においても、VFで誤嚥した患者の2年後の累積肺炎発症率は83.4%であったのに対し、誤嚥しなかった患者の累積肺炎発症率は4.5%と、有意な差になっていました（図2）[6]。

嚥下障害を合併したパーキンソン症候群患者は、たとえ検査では少量の誤嚥しか認めなくても、日常の食事ではより多くを誤嚥していることがあります。嚥下障害があるパーキンソン症候群患者は、誤嚥性肺炎の発症リスクが高いことを認識しましょう。

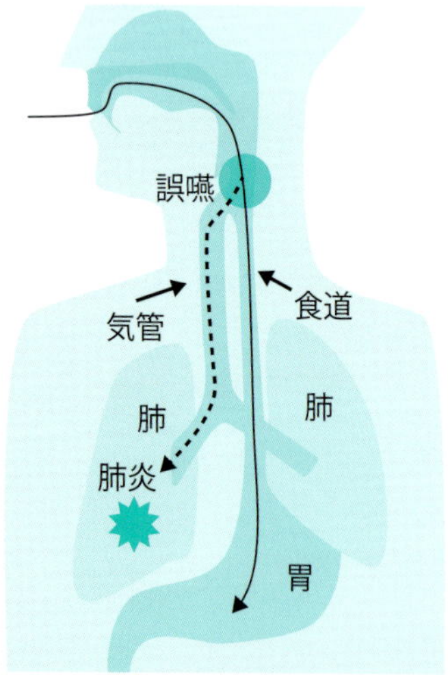

栄養障害

パーキンソン症候群患者の体重減少は、摂食動作の異常、消化管の運動障害、うつ症状、内服薬の副作用による嘔気、食欲不振など、さまざまな原因で現れます[7]。このうち、嚥下障害を原因とした体重減少は、維持していた体重が比較的短い期間で減少することが特徴です。誤嚥していない患者でも、進行性核上性麻痺や多系統萎縮症では、口腔送り込み期の障害により、みるみる体重が減ります。体重変化は嚥下障害の合併や栄養障害を推察する良い指標になります。進行期のパーキンソン症候群患者では、定期的に体重を評価し、栄養障害を早期に発見しましょう。

窒息

パーキンソン症候群患者の窒息の頻度はわかって

図1 誤嚥性肺炎発症の仕組み

呼吸では空気は口腔や鼻腔からのど、気管を通り、肺へ運ばれ、嚥下では食べ物は口腔からのど、食道を通り、胃へ運ばれる（実線）。嚥下の通り道と呼吸の通り道の交差点（丸の部分）で間違いが起こり、食べ物が気管に入ることを誤嚥といい、誤嚥性肺炎の原因となる（点線）。

図2 パーキンソン病患者とレビー小体型認知症患者における累積肺炎発症率

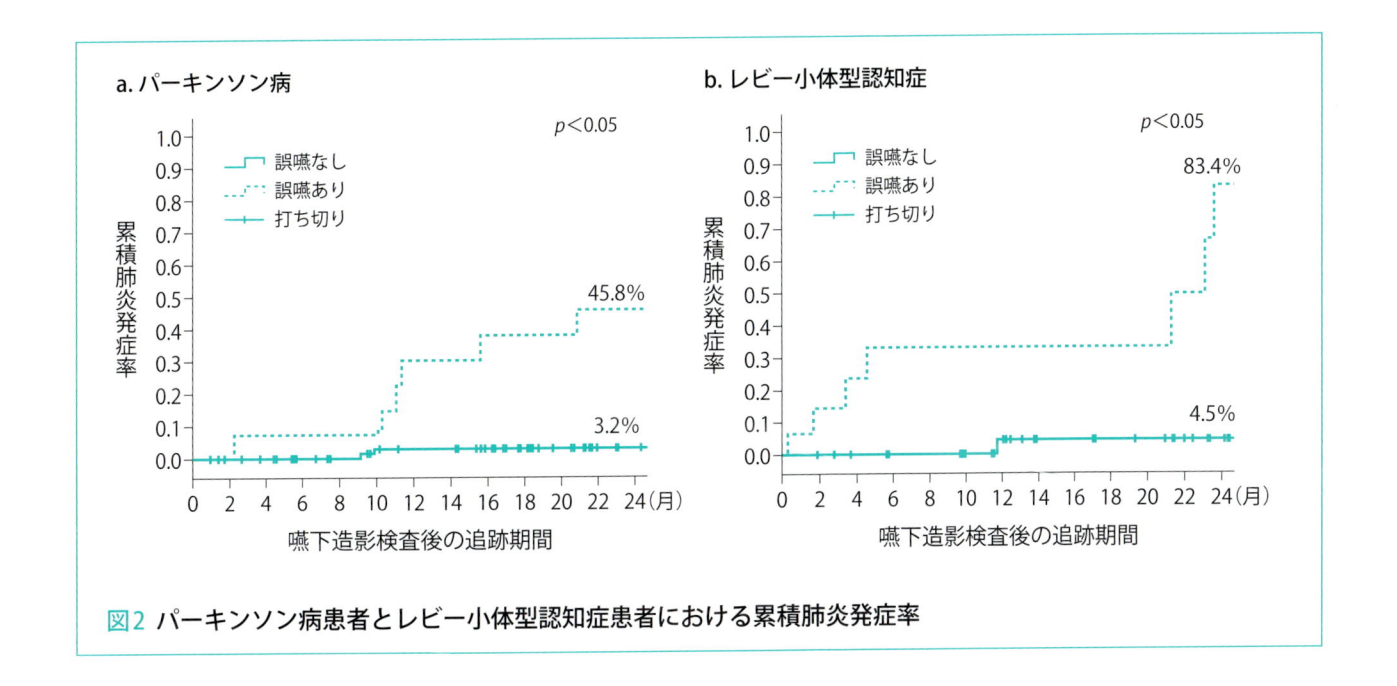

いません。しかし、健常高齢者に比べて窒息の頻度は高く、パーキンソン病の死因の4位は窒息とする報告もあります[8]。窒息は食物によって気道が閉塞した症状です。誤嚥と異なり、気管に食物が入らなくても、咽頭部を食物が覆うことで、窒息は現れます。咀嚼が不十分で、咽頭腔が拡張し、咽頭収縮が弱いパーキンソン症候群患者は、窒息のリスクがあると考えられます(図3)。一般に窒息は食物のサイズや形態が影響します。窒息しやすい食物を避けるように指導しましょう(p.82参照)。

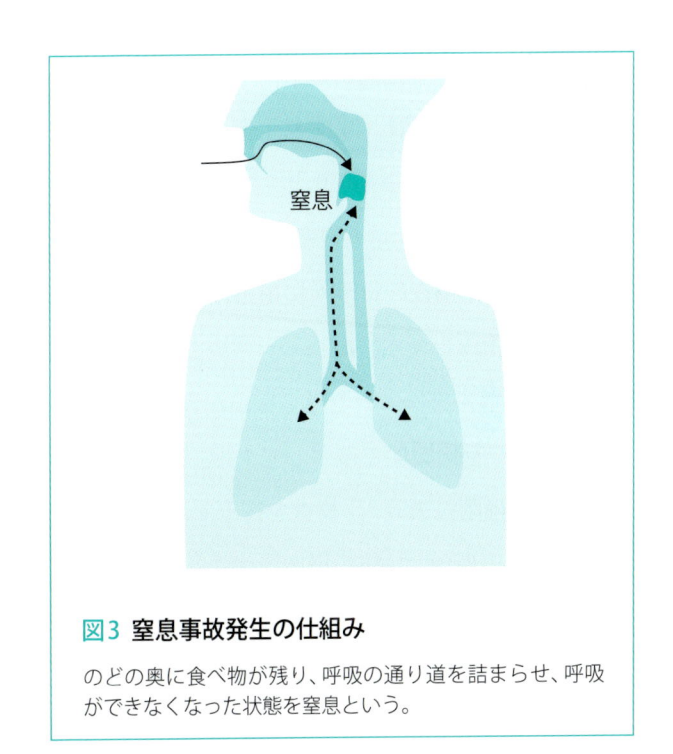

図3 窒息事故発生の仕組み

のどの奥に食べ物が残り、呼吸の通り道を詰まらせ、呼吸ができなくなった状態を窒息という。

文献

1) Fall PA, Saleh A, Fredrickson M, et al. Survival time, mortality, and cause of death in elderly patients with Parkinson's disease: a 9-year follow-up. Mov Disord 2003;18:1312-1316.
2) Beyer MK, Herlofson K, Arsland D, et al. Causes of death in a community-based study of Parkinson's disease. Acta Neurol Scand 2001;103:7-11.
3) Iwasaki S, Narabayashi Y, Hamaguchi K, et al. Cause of death among patients with Parkinson's disease: a rare mortality due to cerebral haemorrhage. J Neurol 1990;237:77-79.
4) Nakashima K, Maeda M, Tabata M, et al. Prognosis of Parkinson's disease in Japan. Tottori University Parkinson's Disease Epidemiology (TUPDE) Study Group. Eur Neurol 1997;38:60-63.
5) Nath U, Thomson R, Wood R, et al. Population based mortality and quality of death certification in progressive supranuclear palsy (Steele-Richardson-Olszewski syndrome). J Neurol Neurosurg Psychiatry 2005;76:498-502.
6) Yamamoto T, Kobayashi Y, Murata M. Risk of pneumonia onset and discontinuation of oral intake following videofluorography in patients with Lewy body disease. Parkinsonism Relat Disord 2010;16:503-506.
7) Bachmann CG, Trenkwalder C. Body weight in patients with Parkinson's disease. Mov Disord 2006;21:1824-1830.
8) 伊澤奈々, 服部信孝. Parkinson病の死因と突然死. 神経内科 2007;66:98-102.

(山本 敏之)

IV. 進行期のパーキンソン症候群患者への対応

2. 在宅療養での注意点

訪問診療における医療者の関わり方

　進行期のパーキンソン症候群患者は通院が困難になり、訪問診療が多くなります。訪問診療では医療者や家族など、患者を取り巻く関係者が協同で療養生活を支えます。

　在宅療養における主治医は、しばしば神経内科専門医と訪問診療の在宅医の2人体制になっています。在宅で口腔ケアを行う場合には、提供されている医療の体制を確認し、まず在宅での状況をよく知る医師に相談しましょう。たとえば患者や家族から「経口摂取の再開が可能か評価して欲しい」と依頼された場合には、検査を行う前に最近の患者の様子を知る医師と相談します。また、パーキンソン症候群患者ではパーキンソニズムと嚥下機能が乖離していることがあり、運動機能が改善しても嚥下機能が改善しているとは限りません。検査を行う前に、これまでの経過を知る医師に、経口摂取を中止した経緯についても確認しましょう。

　患者に関わる医療者は、患者の様子を主治医に報告する必要があります。嚥下障害を合併したパーキンソン症候群患者は、内服困難なために薬を飲めていないことがあります。この状況が主治医に伝わっていないと、主治医は内服薬の投与量が不足していると判断してしまいます。患者が内服できていないと気付いた時点で内服方法や投薬経路について相談しましょう。また、経口摂取を続けているパーキンソン症候群患者であっても嚥下障害を合併していることがあります。食形態や介助の程度、食後の過ごし方などの食環境や介護力などの周辺環境を確認し、必要に応じて主治医に情報提供しましょう。家庭での生活をみることができるのは、訪問診療ならではのメリットです。

口腔ケアとは

　口腔ケアでは、食渣やプラーク（歯垢）などの汚れを除去し感染源を減らすだけでなく、口が機能を発揮できる状態に維持することが重要です。すなわち、「食べる」「話す」「唾液の分泌」「呼吸」といった機能を発揮できる環境かどうかを確認しながら行うことが必要です。

　意識レベルが低く、体調が不良な場合には、口腔ケア時の誤嚥に注意する必要性があります。口腔ケアを始める前に、まず患者の名前を呼んだり、手や額などを触ったときの患者の反応を観察したりして、いつもと変わらないことを確認します。「なんとなくいつもと反応が違う」と感じたときには、家族に最近の様子を確認しましょう。家族からみても「この数日、ぐったりしている」というような場合、なんらかの感染症がある可能性があります。

　次いで、血圧や脈拍、酸素飽和度（SpO$_2$）、呼吸数といったバイタルサインを確認します。パーキンソン症候群患者では時間帯や姿勢によってバイタルサインが変動することがあります。評価した時間や、そのときの姿勢も記録しましょう。長く臥床していた患者やレビー小体病患者、多系統萎縮症患者では上体を起こした場合、急激に血圧が低下することがあります。

起立性低血圧によって意識状態が悪くならないか、失神しないかを観察します。

口腔ケア中はパルスオキシメーターで酸素飽和度を評価し、呼吸の状態をモニタリングすることは有用です。頸部後屈や筋強剛はベッド上や車いす上でみているだけでは気がつかないことがありますので忘れずにチェックしましょう（図1）。誤嚥しにくい姿勢で口腔ケアを行うことが必要です。

a. 経口摂取している患者の口腔ケア

経口摂取している患者の口腔ケアは、食事と内服ができているか評価しながら行うことが重要です。進行期のパーキンソン症候群患者は、錐体外路症状によって舌の動きが低下し、口腔送り込み期の障害が現れます。経口摂取しているのに十分に食べられず、水分も摂れず、栄養障害や脱水になることがあります。また、しばしば錠剤を咽頭へ送り込めず、内服できない場合があります。

口腔送り込み期の障害を示唆する所見としては、流涎、口腔内残留、舌苔があげられます。口腔内をみたときには、唾液の貯留、食物残留の有無を確認しましょう。唾液が口腔底に貯留していたり、食物が口腔底や舌背部、口蓋部に残留していたりする場合には、舌運動の低下を疑いましょう（図2）。舌運動の低下が義歯の不適合による場合もあるので、義歯をチェックしましょう。また、食事に同席して口の動きをみること、食事時間や食形態、体重の変化、内服状況、時間帯による差を確認することも有用です（III-5参照）。内服時は咀嚼を必要としないので、義歯を外すほうがよい場合もあります。

次に舌をチェックしましょう。舌苔の付着は舌の可動域の低下を示唆する所見です。特に、舌が黒く着色している場合、薬剤が口腔に長く停滞していたことを疑います。舌の動きが低下し、口腔内に薬剤が

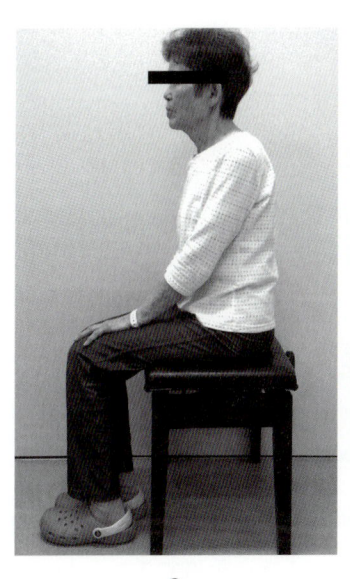

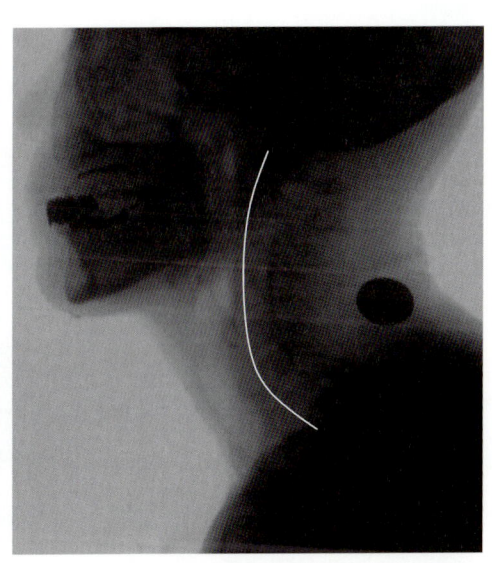

図1 気づきにくい姿勢異常
75歳 女性 進行性核上性麻痺
a：座位では軽度の前傾姿勢がある
b：同患者の嚥下造影検査側面像。正面視で頸部後屈がある（白線）。口腔ケア時はあごを引く姿勢の方が安全である

　　　　　　　　　　　　　　　　　　　　　　　　　　　　　　　　　　口腔底

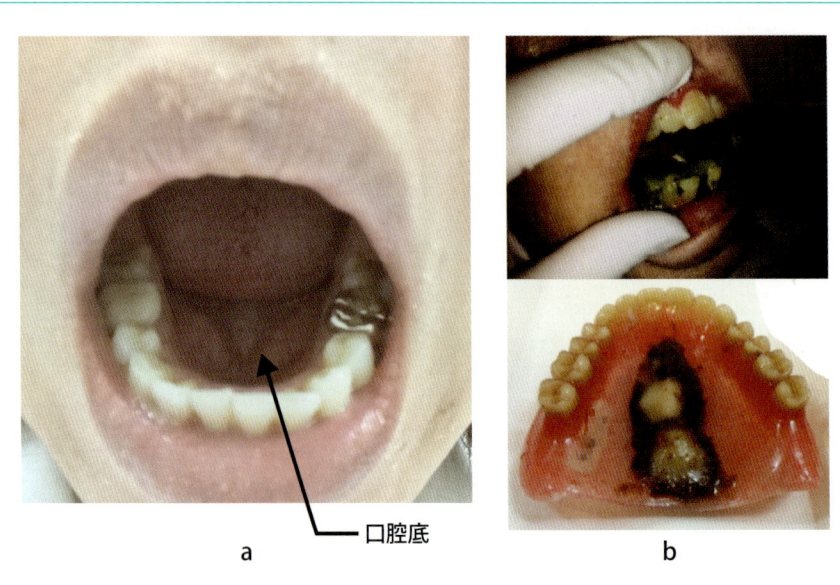

　　　　　　　　　　a　　　　　　　　　　　b

図2 口腔内の唾液の貯留と舌機能の低下
a：口腔底。流涎のある患者ではここに唾液が貯留していたり、唾液の嚥下を指示してもできなかったりすることが多い
b：舌機能低下を疑う口腔内残留

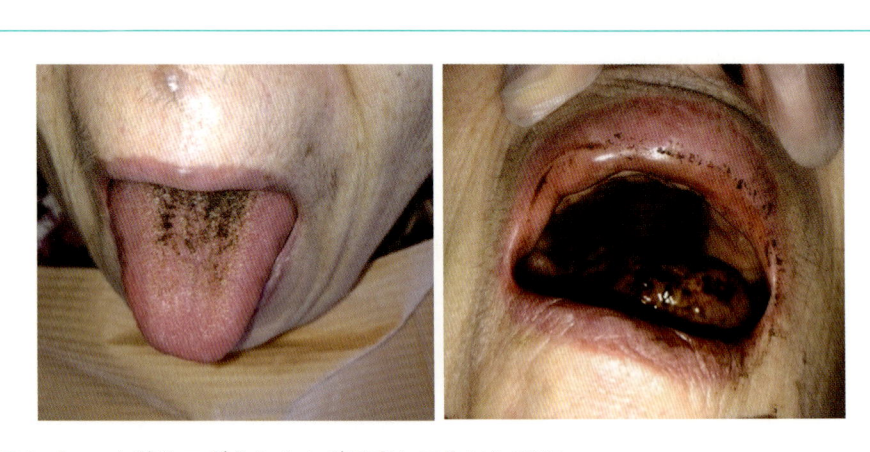

図3 L-dopaと酸化マグネシウムが反応して生じた黒変

停滞する時間が長くなると、口腔内でL-dopaと酸化マグネシウムが反応して**図3**のような所見を示します。パーキンソン症候群は、内服治療が重要な疾患であるため、口腔内に錠剤や散剤が残っていないか確認し、主治医や歯科医師に報告しましょう（**図4**）。舌苔の除去方法を**図5**に示します。

　パーキンソン症候群の患者は、パーキンソニズムのため上肢の動きが悪く、Hoehn & Yahr重症度が高いほどプラークコントロールが悪化します[1]。プラークコントロールとは、プラークを減らし、口腔内の細菌数を減らすことです。上肢の動きが不良で適切に歯ブラシを当てることができないと、歯頸部（歯と歯肉の境目）のむし歯、すなわち根面齲蝕が多発します。根面齲蝕は慢性に進むため痛みもなく進行し、歯が折れて根だけが残ります（**図6**）。根の部分は汚れが停滞しやすく、歯肉の炎症を引き起こしますの

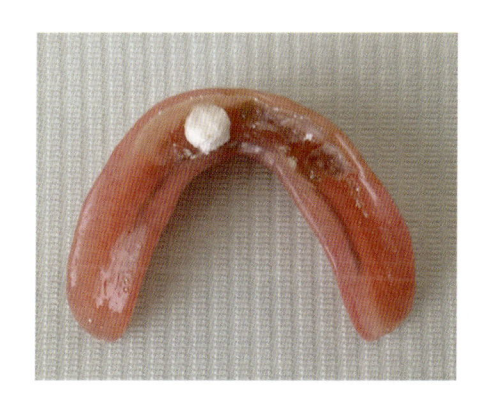

図4 義歯の内面に薬剤が残存していた症例
義歯が合っていない場合、外した方が内服しやすいことがある。

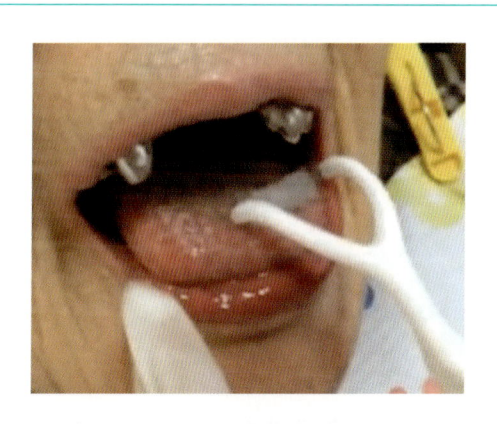

図5 舌苔の除去
舌ブラシを用いて舌苔を除去する場合、乾燥した舌に用いると痛みを伴いやすい。舌と舌ブラシに保湿剤を塗布してから行うと痛みが軽減し、汚れも除去しやすくなる。

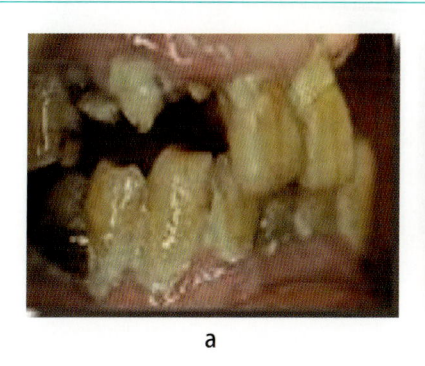

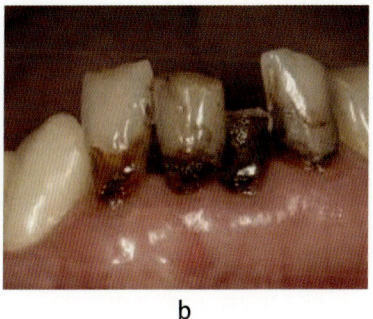

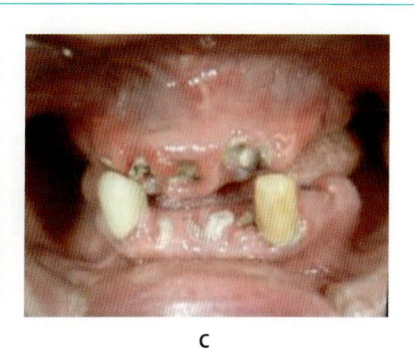

図6 根面齲蝕
a：歯と歯茎の境目にプラークが停滞しやすい
b：歯と歯茎の境目から慢性的に進行する。むし歯の痛みはない
c：知らないうちに歯が折れて根の部分だけ残り、プラークが停滞する

で、歯頸部に歯ブラシを当てて重点的に磨いたり（図7）、フッ素入りの歯磨剤を用いたりしてむし歯の進行を抑えます。また、根だけになった場合には抜歯をした方がよいこともあります。

b. 経口摂取していない患者の口腔ケア

経口摂取していない患者でも口腔ケアは必要です。話す・食べるなど、口を使う機会が減少すると、開口していることが多くなり、口腔乾燥が現れます。また、唾液分泌を低下させる薬剤（抗コリン薬や睡眠

導入剤など)の副作用や非侵襲的陽圧換気している場合も口腔は乾燥します。口腔が乾燥した状態は、汚れが停滞し細菌が繁殖しやすい環境になります(図8)。口腔乾燥への対策として、部屋の乾燥を防ぐ、口にだけマスクを使用する、定期的に保湿剤を用いて口腔マッサージをするなどがあります。

口腔内が痰だらけの場合、すでに気管支炎や肺炎を発症している可能性があります。要介護高齢者は、肺炎を発症しても高熱が出ないことがあり、痰が増加した場合や口腔ケアを継続していてもまったく痰が減少しない場合は主治医へ報告しましょう。

寝ている間は唾液の分泌量が減少するため、口腔ケアは寝る前や起床後の時間帯に行うことをお勧めします。まず、口腔周囲・口腔内の乾燥部分に対して保湿剤を用いて一層湿らせます(図9)。続いて歯面の清掃を行います。歯面清掃終了後、塗布していた保湿剤の効果により乾燥部分が保湿され、表面がふやけるため、痰が拭い取りやすくなります。また、表面が潤うことにより口腔内のマッサージが行いやす

図7 歯ブラシの毛先を歯頸部にあてて重点的に磨く

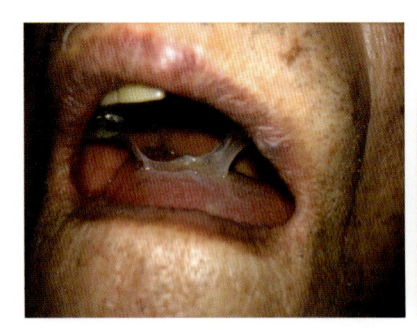

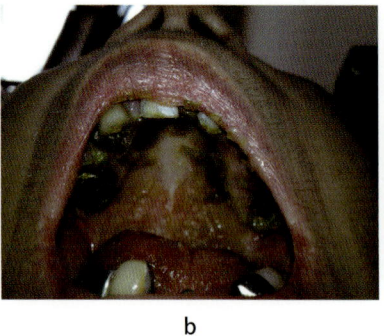

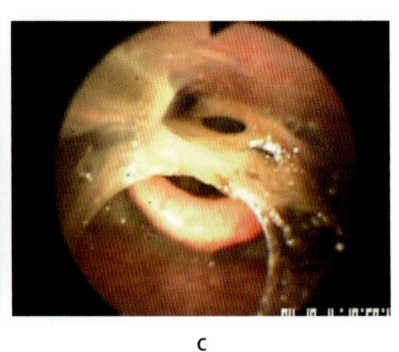

図8 口腔・咽頭内に認める痰の貯留 (a、b:口腔内、c:咽頭内)

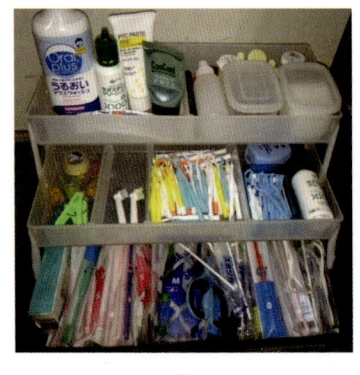

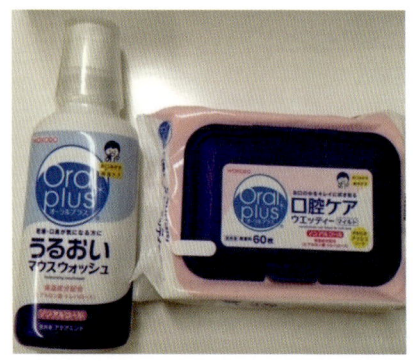

図9 さまざまな口腔ケアグッズ
a:口腔ケア時に携帯する口腔ケアグッズ
b:保湿剤の一例
　左側の液体タイプの保湿剤はスポンジブラシを用いて口腔内に塗布する。右側のウェットティッシュタイプは指に巻き付けて清拭する。

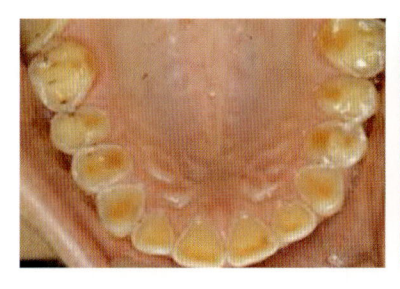

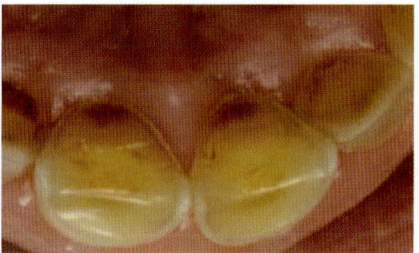

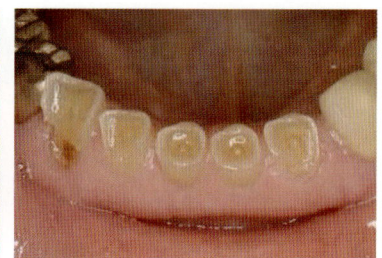

図10 歯牙酸触症
歯が酸によって溶け、表面が滑沢になったり凹んだりする。
むし歯ではなく、何らかの酸で溶けた結果である。

くなりますので、ジェルタイプの保湿剤を用いてマッサージを行い、刺激して唾液の分泌を促します。

ジェルタイプの保湿剤は、塗っておけば乾燥が防げるというものではなく、口腔内をマッサージするための潤滑剤と考えてください。口腔ケアの仕上げに蒸発を軽減するために用いるジェルというイメージです。

また、パーキンソン症候群では消化管運動が低下し[2,3]、胃食道逆流を呈することがあります。胃瘻造設によっても胃排出能は低下します。経腸栄養剤の注入終了直後はまだ胃内に栄養剤が停滞していることが多く、体位変換時や口腔ケア時のむせによって逆流を誘発する危険があります。経腸栄養剤の注入終了直後の口腔ケアは避けましょう。

また、口腔ケア時には口臭（経腸栄養剤の甘い匂いがする）をチェックしましょう。胃酸の逆流で歯が解けると歯牙酸触症を認めます（**図10**）。歯牙酸触症を認めた場合には、胸焼けや呑酸など逆流の症状があるか確認し、注入後の半身を起こした姿勢をしばらく維持するように指導します。円背や腰曲がりの患者には、腹部に圧のかからない姿勢をとるように指導します。併せて主治医にも、胃食道逆流の可能性があることを報告しましょう。

パーキンソン症候群は進行性の疾患なので、経時的な変化に注意しながら口腔ケアを行うことが必要です。食事をしている患者では、十分量を摂取できているか、内服ができているかという視点をもちながら行いましょう。経口摂取していない患者では、口腔ケアの継続により、吸引回数が減るなどの効果が現れることがあります。口腔ケアを継続する中での変化にも目を向けるようにしましょう。

文献
1) Pradeep AR, Singh SP, Martande SS, et al. Clinical evaluation of the periodontal health condition and oral health awareness in Parkinson's disease patients. Gerodontology 2013.［Epub ahead of print］
2) 甘利雅邦, 平井俊策, 岡本幸市. パーキンソン病における胃食道逆流症合併の頻度. 新薬と臨床 2007;56：1133-1140.
3) Leopold NA, Kagel MC. Pharyngo-esophageal dysphagia in Parkinson's disease. Dysphagia 1997;12:11-18; discussion 19-20.

（若杉 葉子）

Ⅳ. 進行期のパーキンソン症候群患者への対応

3. 胃瘻造設の有効性と問題点

胃瘻造設の適応

　パーキンソン症候群患者の摂食嚥下障害は進行し、いずれ嚥下代償法は破綻します。その結果、エネルギー摂取だけでなく、治療に必要な薬剤の摂取までも困難になります。また、誤嚥性肺炎のリスクも高くなります。

　わが国では、経口摂取が困難になったパーキンソン症候群患者に、胃瘻造設が一般に行われています。しかし、胃瘻造設は侵襲を伴う治療法であり、患者やその家族が選択すべき医療です。患者やその家族に胃瘻造設の強い希望があり、かつ安全に療養できる人的・経済的背景がある場合でなければ、その後の療養生活は困難になります。また、重度の高次脳機能障害や認知症がある場合にも胃瘻造設の適応をよく考える必要があります。医学的な判断として、筆者らの施設では、表1のいずれかの場合に胃瘻造設が必要と考えています。

　胃瘻造設前には、患者やその家族に現時点の嚥下機能、胃瘻造設が必要な理由、胃瘻造設後の管理方法について十分に説明する必要があります。筆者の施設では、患者とその家族に文書で説明をするようにしています（資料1）。

　胃瘻造設によって脱水や栄養障害を予防できるだけでなく、抗パーキンソン病薬や昇圧剤、抗生剤などの投薬が容易になります。胃瘻から確実に抗パーキンソン病薬を投与することで、日常生活動作レベルが劇的に改善するパーキンソン病患者を経験することがあります。

　また、誤嚥がなく、少量しか食べられないために胃瘻造設した患者では、経口摂取を維持しながら胃瘻からの栄養摂取を行うことができます。

　ただし、胃瘻造設は誤嚥を予防する治療法ではありません。胃瘻造設後も唾液誤嚥や胃食道逆流のリスクはあり、誤嚥性肺炎も起こり得ます。口腔ケアや口腔環境のチェックが必要です（Ⅳ-2参照）。

胃瘻造設後の管理

　胃瘻造設後の内服管理では副作用の出現に注意が必要です。嚥下障害のため内服できていなかった患者に粉砕した内服薬を投与すると、薬の副作用である幻覚や幻視、傾眠、不随意運動などが現れることがあります。特に栄養剤を注入する前の投薬は薬の

表1　胃瘻造設が必要なパーキンソン症候群患者

- 繰り返す誤嚥のため、経口摂取の継続が危険である
- 嚥下障害のために摂取量が減り、栄養障害や脱水の危険性がある
- 内服できないため、必要な治療を受けられない

吸収が早く、副作用の出現に注意が必要です。

また、抗パーキンソン病薬には粉砕できない薬剤があります。カベルゴリンやペルゴリドは吸湿性が強く、遮光も必要であり、事前に粉砕することができません。胃瘻から注入する直前に簡易懸濁して注入しましょう。また、ロピニロールやプラミペキソールの徐放性製剤は粉砕も簡易懸濁もできません。他の薬剤に変更する必要があります。

資料1　NCNP版 胃瘻造設前説明文書

胃瘻造設の必要性についての説明文書

1. 胃瘻造設時嚥下造影検査の結果

胃瘻造設の必要性を評価するために，_____年___月___日に嚥下造影検査を実施しました．その結果，以下のリスクが明らかになりました．

- ☐ 食べ物を口からのどに送り込めていませんでした．飲めないことによる脱水や栄養障害のリスクがあります．また，薬を飲めないため薬の効果が減弱するリスクがあります．
- ☐ のどの途中に食べ物が残っていました．食べ物をのどに詰まらせ，呼吸できなくなる（窒息する）リスクがあります．
- ☐ 食べ物が気管に入っていました．誤嚥性肺炎を発症するリスクがあります．

2. 胃瘻造設の必要性

胃瘻とは，腹壁と胃の間に作るトンネルです．胃瘻から胃の中に水分や栄養，薬を注入することができます．胃瘻造設は，嚥下障害がある患者の身体の状態を維持し，内服治療を続けるために必要な治療です．また，胃瘻造設後，誤嚥しにくい食べ物だけを食べる，もしくは口から食べることを中止することで，誤嚥性肺炎発症のリスクを減らせます．

胃瘻造設が原因で，嚥下機能が悪くなることはありません．しかし，胃瘻造設で嚥下機能は改善しないため，摂食機能療法や口腔ケア，吸引などが必要です．

3. 胃瘻の管理方法

胃瘻の管理は在宅でできます．介護者が毎日，患者の胃瘻から栄養の注入や薬の投与を行います．胃瘻の管理方法は入院中に指導します．また，3～6か月に一度，医師による胃瘻ボタンの交換が必要になります．

4. 胃瘻閉鎖の場合に必要な身体条件

患者やその家族が望めば，胃瘻造設後も，胃瘻を閉鎖することができます．胃瘻を閉鎖する場合には，①経口摂取が可能である，もしくは②胃瘻以外に栄養供給の代替法が準備されている必要があります．胃瘻閉鎖の希望があれば，その時点で主治医とよく相談してください．

_____年___月___日　説明医師_____

わたしは上記項目について医師から説明を受け，理解し，納得いたしました．

_____年___月___日　患　者　名_____

（自書できない場合，もしくは未成年者の場合）　代　理　人_____（続柄）_____

栄養管理では、注入する栄養剤のカロリーだけを計算するだけではなく、電解質や微量元素も考慮しましょう。一般に栄養剤は塩化ナトリウムの量が少なめになっているため、電解質の追加投与が必要な場合があります。起立性低血圧を伴う多系統萎縮症やレビー小体病では、塩化ナトリウムを追加することで、血圧低下を軽減できます。

　同じ栄養剤を使い続けると、必要な微量元素が不足することがあります。適宜、栄養剤を変更するようにしましょう。注入開始後の下痢は、栄養剤を薄めるのではなく、滴下スピードを遅くすることで対応します。また、胃瘻からであれば半固形剤を利用できます。下痢や胃食道逆流の予防に半固形剤が有効な場合があります。

　筆者の経験では、胃瘻造設した認知症を伴うパーキンソン病のラコール®NF経腸用液1200kcal 3x/日を、ラコール®NF経腸用半固形剤1200kcal 4x/日に変更したところ、便秘が解消し、吸引回数も減りました。同じ成分で同じカロリーであるにも関わらず、注入量や注入物の形状を変更することで患者にとっても介護者にとっても良い結果が得られることがあります。

文献
1) Yamazaki Y, Kobatake K, Hara M, et al. Nutritional support by "conventional" percutaneous endoscopic gastrostomy feeding may not result in weight gain in Parkinson's disease. J Neurol 2011;258:1561-1563.
2) 山本敏之. 筋萎縮性側索硬化症, パーキンソン病に対する嚥下障害の評価と対策. 臨床神経 2011;51:1072-1074.

（山本 敏之）

Column 歯と摂食嚥下

歯は、食べ物を咀嚼するために必要です。咀嚼時は、あごと舌と頬が協調的に動いて、食塊を咬合面（歯の咬み合わせる面）上に維持し、噛むことができます。咀嚼ができない原因が歯や義歯にあることもあれば、舌運動や協調運動の低下による場合もあります。舌運動の低下と義歯の不適合は、丸飲み・窒息のリスク因子になり得るため（図1）、歯や義歯で噛むことができる状態を維持することは重要です。

しかし、要介護高齢者の義歯作りは簡単ではありません。義歯が口の中で安定するためには、唾液があること、咬み合わせが安定していること、治療時に指示が理解できること、顎堤（土手のこと）があることなどの条件が整うことが必要です。要介護高齢者では口腔乾燥があったり、顎堤が吸収していたり、認知症で指示が理解できなかったり、一定の場所で噛まなかったりするため、健常高齢者よりも義歯の作製が難しいことがあります。

さらに、舌の機能が低下するパーキンソン症候群の患者では、適切な咬合高径（咬み合わせの高さ）の設定が難しくなります。嚥下機能を評価する際に、歯と舌の機能を含めた口腔機能の評価は重要であり、治療により改善する可能性がある場合、それを見極めることが必要です。

また、義歯の中でも総義歯になると、発揮できる咬合力（噛む力）が低下するため、噛みにくいものが出てきます（図2）[1]。疾患、残存歯、咬合力に応じた食形態の調整が必要です。

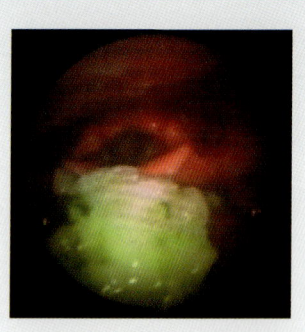

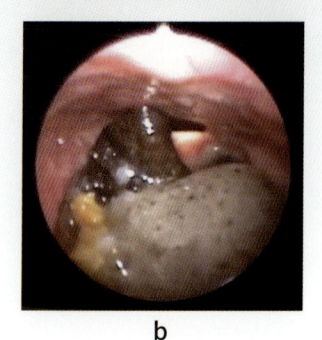

図1　正常な咀嚼と丸飲み（嚥下内視鏡像）
a：よく咀嚼された食塊
b：椎茸とこんにゃくが丸飲みされている

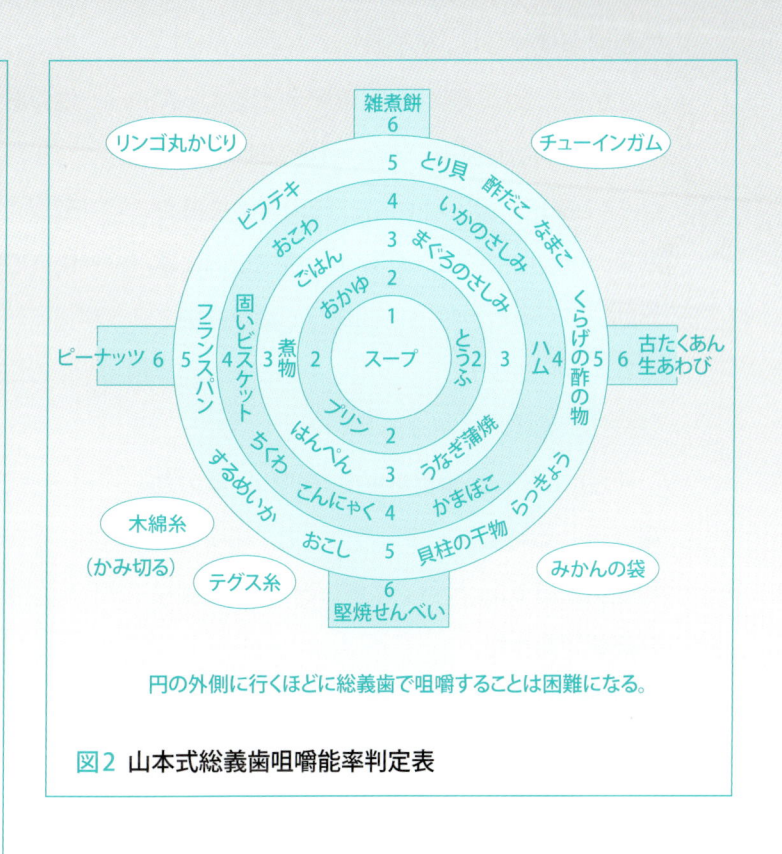

図2　山本式総義歯咀嚼能率判定表
円の外側に行くほどに総義歯で咀嚼することは困難になる。

文献
1) 山本為之. 総義歯臼歯部人工歯の配列について（2）－特に反対咬合について－. 補綴臨床 1972;5:395-400.

（若杉 葉子）

3 食道での内服薬の停留が日内変動の原因になったパーキンソン病患者

【患者】82歳 女性
【主訴】転倒が増えた
【既往歴】
　食道裂孔ヘルニア、脊柱後彎
【現病歴】68歳、右手のふるえが出現した。75歳、パーキンソン病と診断された。抗パーキンソン病薬でふるえは改善した。77歳、すくみ足が出現した。82歳、もともと脊柱後彎のため前傾姿勢であったが、座位や立位での体幹の屈曲が増強した。薬を飲んでも動きが悪いことが多くなり、月に1回程度転倒するようになった。L-dopa製剤（100mg）を1回1錠内服から1回2錠内服に増やしたが、内服後の薬の効果の出現にばらつきがあり、1時間以内に薬が効いてくることも、3時間経って薬が効いてくることもあった。

【日常生活動作レベル】
　Hoehn & Yahr重症度Ⅳ度。内服後、薬の効果が現れる時間が一定しなかった。高度の前屈姿勢があった。歩行では歩行器、もしくは杖が必要であった。

【検査所見】
　頭部MRI：脳血管障害なし。大脳、脳幹、小脳に萎縮なし。
　L-dopa test：L-dopa 200mg（2錠）を内服してから30分後と180分後にL-dopa血中濃度のピークを認めた（図1）。

【嚥下造影検査所見】
　体幹側面から食道を透視した。
　食道内に液体の貯留が認められた。

【模擬カプセル（SITZMARKS®）を内服】
　カプセルが食道内に停留した（図2a）。

【その後の経過】
　体幹の屈曲と食道裂孔ヘルニア、そして、食道での蠕動の障害のため、食道内に内服薬が停留し、L-dopaの吸収が障害されている可能性がありました。
　また、上部消化管内視鏡でも食道の蛇行と食道裂孔ヘルニアを認めました（図2b）。L-dopa testで内服した時の約2倍にあたる200mLの

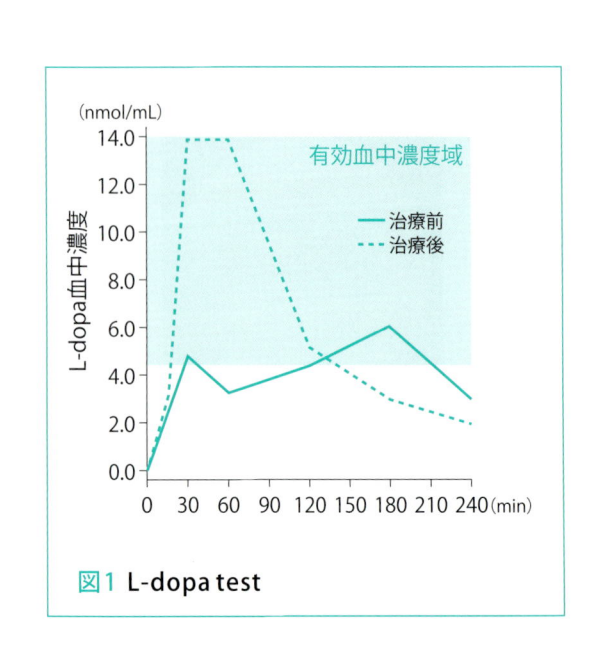

図1 L-dopa test

Case Study —臨床の現場から—

飲水で液体を流し込み、内服後数分は、意識して体幹を伸展するストレッチ運動をするよう指導しました。その結果、L-dopa血中濃度は一峰性になりました（図1）。内服後の効果発現までの時間は速くなりました。

【ポイント】

パーキンソン病患者での食道裂孔ヘルニアの合併症は32.6％で、健常な老人の7.6％よりも多いことが知られます。その原因として、腹筋の緊張や消化管の蠕動運動障害が考えられています。また、高度の脊柱後彎は、背部から腹腔を圧迫し、食道裂孔ヘルニアの原因になります。この患者は、食道裂孔ヘルニアと腰曲りのため、食道が水平に近い状態でした。液体が食道内に停留し、模擬カプセルも同様の所見でした。

体幹の姿勢が悪いパーキンソン病患者では、食道での通過障害によるL-dopa吸収障害がある可能性があります[1]。内服時の飲水量を増やし、内服後できる範囲で伸展姿勢をとるように指導しましょう。

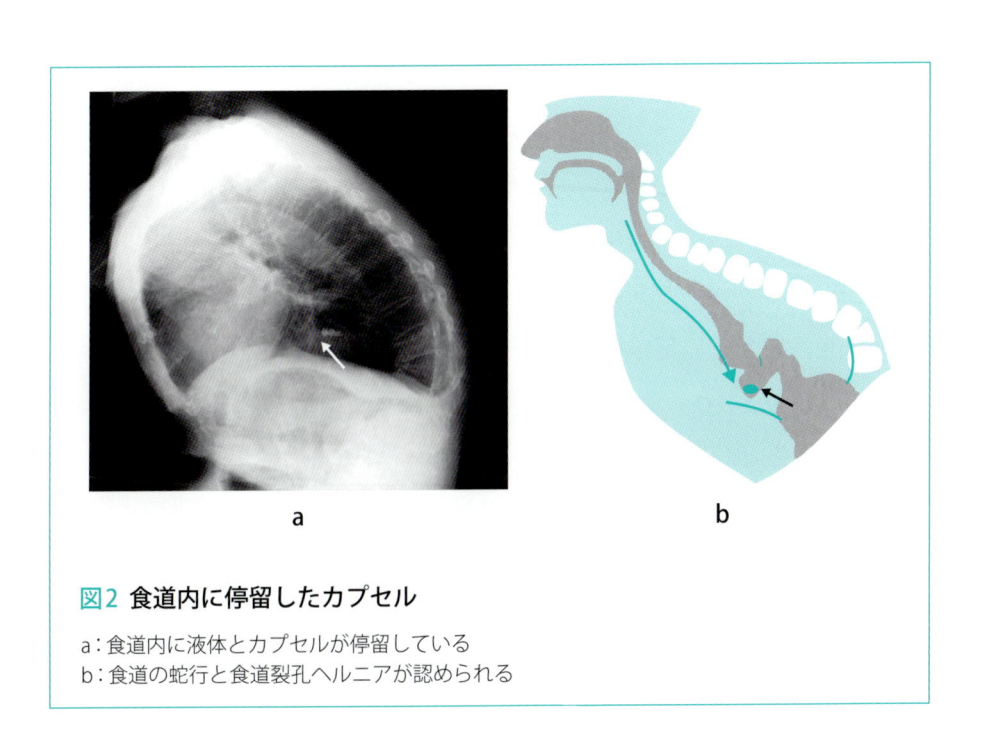

図2 食道内に停留したカプセル
a：食道内に液体とカプセルが停留している
b：食道の蛇行と食道裂孔ヘルニアが認められる

文献
1) 千原典夫, 山本敏之, 林幼緯ら. 脊柱後彎と食道裂孔ヘルニアがレボドパ吸収に影響したパーキンソン病の82歳女性. 臨床神経 2009; 49: 493-496.

（山本 敏之）

Ⅳ. 進行期のパーキンソン症候群患者への対応

4. 誤嚥防止術

嚥下障害への対応

　パーキンソン症候群の進行期において問題となるのは、嚥下障害の進行による誤嚥性肺炎の発症と呼吸管理です。パーキンソン症候群では病期の進行とともに嚥下障害が現れ、その頻度は晩期には30〜52％に達するといわれています[1]。

　パーキンソン症候群の死因としてもっとも多いのは肺炎・気管支炎と報告されており[2]、嚥下障害への対処が重要な課題です。嚥下障害が重症化した場合、胃瘻や経鼻胃管からの栄養・水分補給が用いられています。胃瘻は経鼻胃管に比べ、管理が容易で違和感が少なく、胃食道逆流を減少させ得ることから、本邦では2000年代に入り爆発的に普及しましたが、胃瘻造設後も死亡原因の65％は誤嚥性肺炎であるとの報告もあり[3]、胃瘻造設は唾液の誤嚥や胃食道逆流による誤嚥性肺炎の予防には寄与しません。

　また、唾液誤嚥の防止のために、頻回な吸引操作を必要としますが、これは患者にとっても、介護者にとっても、大きな身体的負担となります。

　一方、絶対的な誤嚥防止策は気道と食道を分離する誤嚥防止術です。従来誤嚥防止術は、術後感染や瘻孔形成といった合併症のリスクの高さや失声への抵抗感から、その適応は重症心身障害児などの一部の症例に限られてきました。

　しかし、近年、本邦から低侵襲で合併症の少ない術式が次々と報告されており[4-6]、重度の嚥下障害を有し全身状態が不良である症例においても誤嚥防止術の適応が拡大しつつあります。本法を施行することで、楽しみ程度であったとしても経口摂取が可能となること、また、誤嚥による慢性下気道感染が解消し痰の吸引回数が減少することで、患者本人の生活の質（QOL：quality of life）が改善するだけでなく、介護者にとっても、吸引負担の軽減につながることから、非常に有用な術式です。

誤嚥防止術とは

　誤嚥防止術とは、気道と食道を外科的に分離することで誤嚥を防止する方法です。呼吸は頸部に造設した永久気管孔から行います。口腔は呼吸路としての役割を失い、食べ物の通過経路のみの役割になります。音声を温存する方法も報告されていますが[7]、完全に誤嚥を防止するものではなく、また術後の代償法を習得する必要があり、適応は日常生活動作（ADL：activities of daily living）の良い非進行性疾患に限定されます。

　神経難病症例において、誤嚥防止術の適応は**表1**に示したような基準が提唱されています[8]。誤嚥防止術は、あくまでも誤嚥を防止するものであり、嚥下機能自体を改善する手術ではないため、経口摂取を担保することはできません。しかし、誤嚥防止術により全量の経口摂取が可能となる症例も少なからず存在しますし、ADLレベルの高度に低下した症例であっても楽しみ程度の経口摂取が維持できることが多く、QOLの改善が認められます。

　誤嚥防止術には、大別して、①喉頭全摘術：喉頭全体を摘出し、永久気管孔を造設する方法、②喉頭気

管分離術：喉頭は温存し、その下の気管レベルで気管と食道を分離する方法、③喉頭閉鎖術：喉頭の枠組みは温存しながら、声門上、声門、声門下レベルでの閉鎖を行う方法の3つ（図1）があり、従来用いられてきた術式別にその利点、欠点を表2に示しています。いずれの術式も、瘻孔形成などの合併症のリスクから、重症心身障害児などの限られた症例にのみ施行されてきました。

しかし、本邦では近年、これまでの術式に比べ侵襲が低く合併症も少ない喉頭閉鎖術[4]や喉頭気管分離術[5]、喉頭中央部分切除術[6]が報告され、全身状態不良で生命予後の厳しい症例に対しても徐々にその適応が拡大されつつあります。いずれの方法も、従来法に比べ合併症のリスクが低く術後経過に大きな

表1 神経難病における誤嚥防止術の適応基準

1. 難治性の嚥下障害および誤嚥があり、保存的対処（食形態の工夫、嚥下訓練等）により十分な改善が望めない
2. 音声言語でのコミュニケーションが困難で、回復の見込みがない
3. 十分に説明を受け、同意が得られたもの
4. 誤嚥が著明で、誤嚥性肺炎の既往があり、今後も誤嚥性肺炎を併発する可能性が高い
5. 下記のうち2つ以上を認める

　1）誤嚥性肺炎を併発する可能性が高い
　2）喀痰量が多く、頻回の喀痰吸引を必要とし、本人または介護者が疲弊している
　3）経口摂取を強く希望している

1.2.3.4または1.2.3.5を満たすものを適応とする。
ただし、手術困難例は除外する。

文献8)より引用

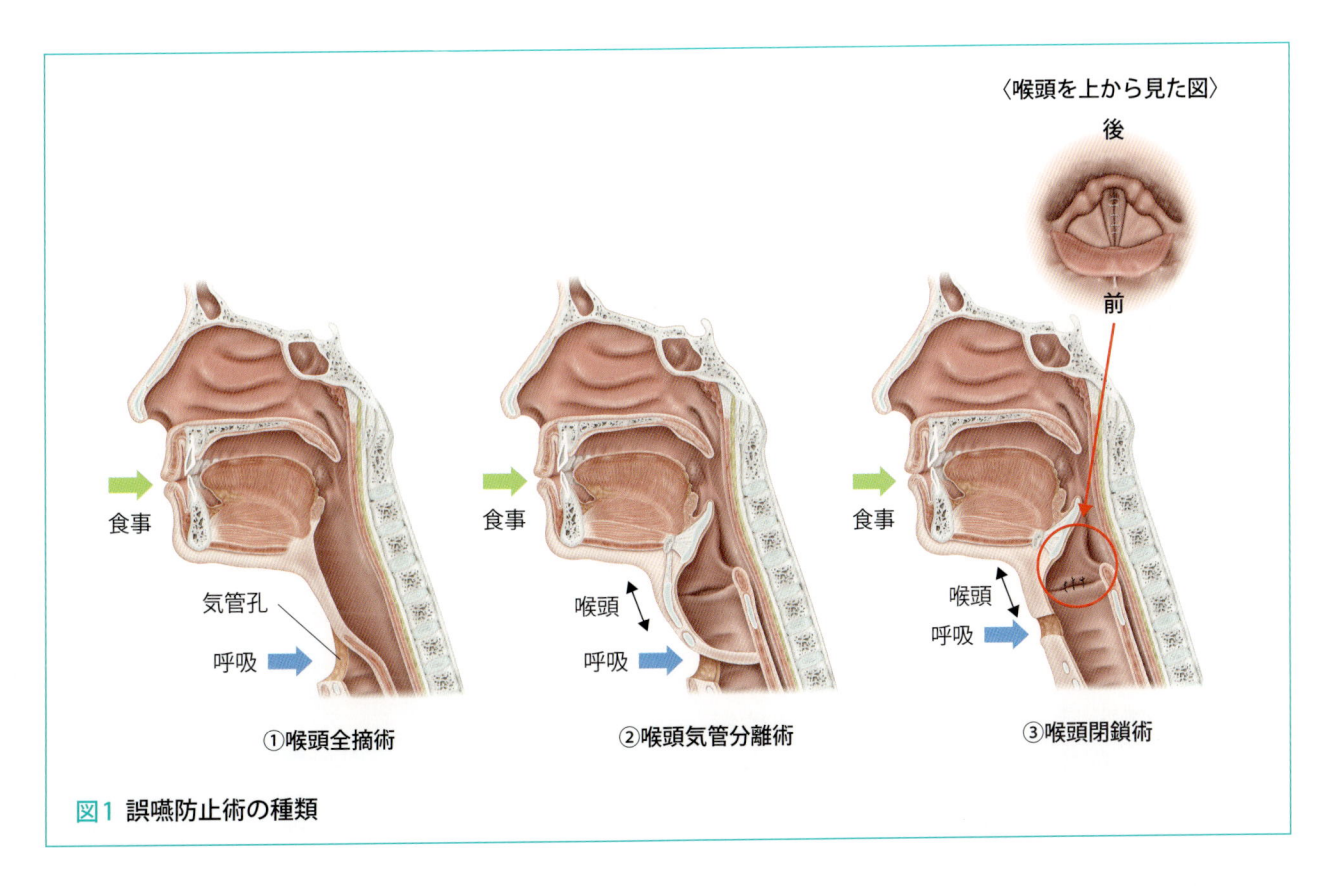

図1 誤嚥防止術の種類

①喉頭全摘術　②喉頭気管分離術　③喉頭閉鎖術

表2 従来の誤嚥防止術における術式別の利点・欠点

	利点	欠点
①喉頭全摘術	・食道入口部の開大が良好となるので経口摂食にはもっとも有利 ・確立した術式であり、多くの耳鼻咽喉科医が対応可能である	・他の術式に比し高侵襲 ・術後瘻孔形成などの合併症のリスク ・喉頭喪失に対する精神的な抵抗感
②喉頭気管分離術	・理論上は再建により発声が回復できる ・術式（食道気管吻合）によっては理論上発声も可能	・高齢者では気管軟骨が化骨化しており縫合不全を起こしやすい ・術後瘻孔形成のリスク
③喉頭閉鎖術	・理論上は再建により発声が回復できる ・術式（Biller法）によっては理論上発声も可能	・声門閉鎖部の離開率が高く誤嚥による窒息例の報告もある

文献10）より引用

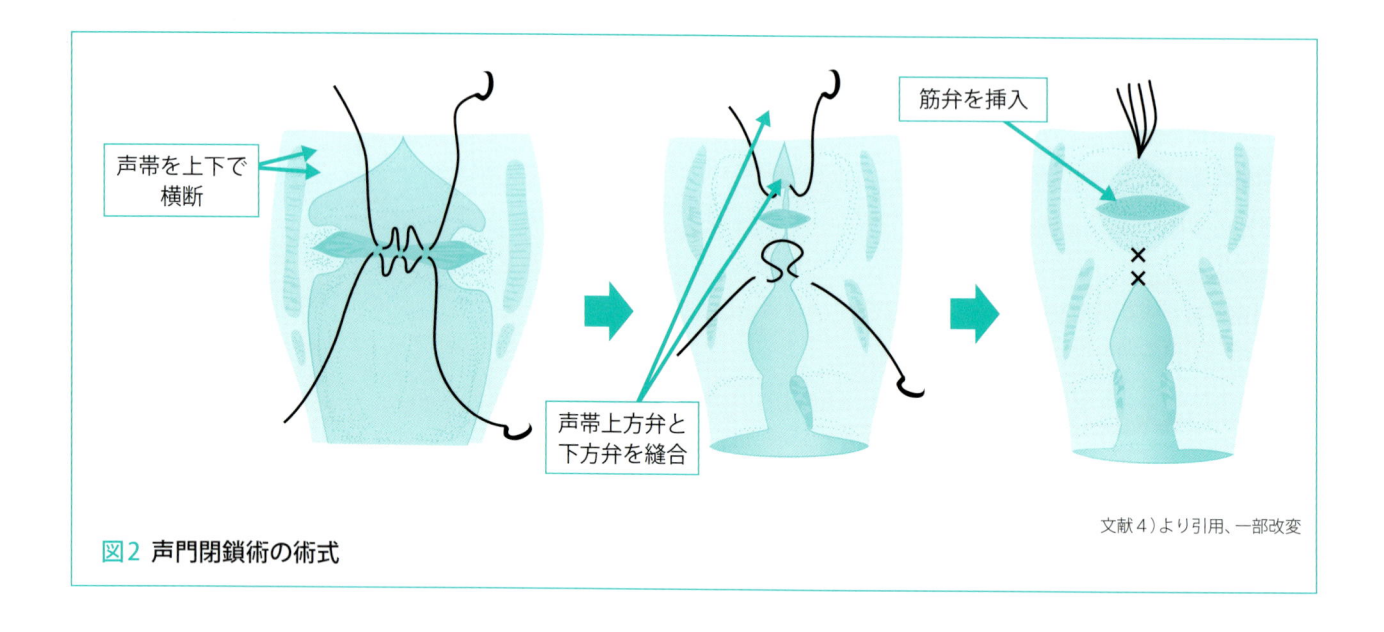

図2 声門閉鎖術の術式

文献4）より引用、一部改変

差異はないことから、術者の慣れた方法を選択することが肝要です。

筆者は重度の誤嚥を生じた神経変性疾患症例において、鹿野らによって開発された声門閉鎖術を行っています（図2）[4]。この方法は、喉頭の前壁にあたる甲状軟骨・輪状軟骨の前方を除去することで、狭窄しにくい永久気管孔を作成することができるので、多くの症例で気管カニューレが不要となるというメリットがあります。また、これまで報告されていた喉頭閉鎖術は、声帯のレベルでの単純な粘膜縫合であったため、縫合部の離解による誤嚥の再発リスクが高いものでしたが[9]、この術式では声帯を上下に分けて縫合し、さらにその間の死腔に筋弁を充填することで、多層構造での閉鎖を行います。

その結果、声帯閉鎖部の離開のリスクが低く、一方で喉頭腔内の限られた領域での手術操作で済むことから、全身状態が不良な患者に局所麻酔下で手術を行うことのできる非常に優れた術式です。

パーキンソン症候群と誤嚥防止術

多系統萎縮症における声帯外転障害による窒息

のリスクが知られていますが、多系統萎縮症以外にもパーキンソン病、進行性核上性麻痺、大脳皮質基底核変性症などの末期に、まれに声帯外転障害を生じることがあります。

高度な声帯外転障害を生じた場合、窒息を回避し気道を確保するために、これまでは気管切開術が行われてきました。しかし、気管切開は嚥下障害を増悪させること、また、多系統萎縮症においては声帯外転障害の出現と同じ時期に嚥下障害が重症化する例が多い[11]ことから、気管切開の術後は、唾液誤嚥の制御に難渋することがしばしばです。

また、高度な声帯外転障害を生じる患者は、すでに音声言語によるコミュニケーションが失われている場合がほとんどであり、また上気道が閉塞していることから気管切開後にスピーチカニューレによる音声の再獲得の可能性も低いです。これらの状況を考えると、パーキンソン症候群患者が、声帯外転麻痺のため気道確保が必要となった場合、気管切開ではなく、一期的な誤嚥防止術も一つの選択肢です。誤嚥防止術後は、誤嚥しなくなるため介護者が吸引する回数は激減します。そして、慢性的な下気道の炎症に伴う呼吸不全や栄養障害も予防できます。全身状態が改善すれば、経口摂取を再開できるチャンスも生まれます。誤嚥防止術は患者と介護者の両方の生活の質が改善し得る治療法です（**p.118 参照**）。

こうしたメリットと手術のリスクや失声といったデメリットを十分に検討し、在宅療養に移行する場合の選択肢の一つとして、進行期のパーキンソン症候群患者に検討されるべき治療法といえるでしょう。

文献

1) Potulska A, Friedman A, Królicki L, et al. Swallowing disorders in Parkinson's disease. Parkinsonism Relat Disord 2003;9:349-353.
2) 中島健二, 楠見公義, 鞁嶋美佳ら. 晩期 Parkinson 病の死因解析. 神経内科 2002;56:413-418.
3) Tokunaga T, Kubo T, Ryan S, et al. Long-term outcome after placement of a percutaneous endoscopic gastrostomy tube. Geriatr Gerontol Int 2008;8:19-23.
4) 鹿野真人, 桑畑直史, 高取隆ら. 長期臥床症例に対する輪状軟骨鉗除を併用する声門閉鎖術. 喉頭 2008;20:5-12.
5) 香取幸夫, 小倉正樹, 東賢二郎ら. 重度誤嚥に対して喉頭中央部切除術を施行した2症例. 嚥下医学 2012;1;184-190.
6) Shino M, Yasuoka Y, Murata T, et al. Improvement of tracheal flap method for laryngotracheal separation. Laryngoscope 2013;123:440-445.
7) 鹿野真人, 長谷川博, 渡邉睦ら. 高度誤嚥に対する喉頭蓋管形成術. 耳鼻と臨床 2004;50:47-53.
8) 箕田修治. 誤嚥防止術のアルゴリズムと適応基準. 厚生労働省精神・神経疾患研究委託費「政策医療ネットワークを基盤とした神経疾患の総合研究」統括研究報告書. p.163-164, 2006.
9) Montgomery WW. Surgery to prevent aspiration. Arch Otolaryngol 1975;101:679-682.
10) 木村百合香. 3 神経難病（筋萎縮性側索硬化症:ALSなど）, 2 疾患別の経過と予後とその対応, 第6章 非がん疾患患者の口腔の緩和医療総論. 杉原一正, 岩渕博史監修. 口腔の緩和医療・緩和ケア. 東京:シエン社; 2013. p.185-188.
11) 木村百合香, 杉浦むつみ, 大前由紀雄ら. 両側声帯麻痺を来した多系統萎縮症における気管切開時期の検討. 日耳鼻会報 2007;110:7-12.

（木村 百合香）

4 誤嚥防止術が有効であった大脳皮質基底核変性症患者

【患者】70歳　女性
【主訴】吸気時の狭窄音
【現病歴】
　60歳頃までは仕事をしており、計算もできた。61歳、うつ状態となり近医を受診し、アルツハイマー病と診断された。64歳、高度の認知機能障害が生じ、コミュニケーション困難となった。突進歩行も出現したが、動作緩慢はなかった。
　65歳、便失禁、左手の振戦が出現した。寝たきり状態となり、発話もほとんどなくなった。
　66歳、嚥下障害が生じ、さらに全身強直性けいれんも出現した。このとき頭部MRIで左優位の脳萎縮と脳血流SPECTで左優位の血流低下を認めたことから診断が見直され、大脳皮質基底核変性症と診断された。その後、ゼリー食などで経口摂取を維持した。
　71歳、嚥下困難になり、その後、誤嚥性肺炎を発症した。抗生剤投与による肺炎軽快後に経口摂取の再開を目指したが、嚥下内視鏡検査の結果、口腔送り込み期の食塊移送能力低下のため、十分量の栄養を経口摂取で補うのは困難と判断され、胃瘻造設した。
　胃瘻造設後2週間が経過した頃、吸気時に気道狭窄音を認めるようになった。耳鼻咽喉科で喉頭ファイバー検査を実施したところ、両声帯外転障害と高度の喀痰貯留を認めた。その後、誤嚥性肺炎を繰り返し、痰詰まりのため頻回の喀痰吸引が必要であった。声帯外転障害による窒息のリスクもあったことから、誤嚥防止術の適応と判断された。

【日常生活動作レベル】
　Hoehn & Yahr重症度はV度。開眼はするが、意思疎通は不能で、音声言語によるコミュニケーションは困難であった。頸部は後屈し、両上下肢は屈曲拘縮であった。栄養は全量胃瘻から摂取した。

【検査所見】
　頭部MRI：左優位に両側側脳室拡大、左優位に両側前頭側頭頭頂葉の脳溝開大、左優位に両側前頭葉白質にT2強調画像で高信号。
　脳血流SPECT：左優位にびまん性に脳血流低下。

【その後の経過】
　全身麻酔下に声門閉鎖術を施行しました。口腔送り込み期の障害が強く食塊の移送能が高度に障害されていたため、全量の経口摂食は困難でしたが、術後2週間からゼリー形態の経口摂取と飲水を開始し、楽しみ程度の経口摂取が可能となり、術後1カ月で自宅退院しました。
　介護を担当する夫と娘によると、退院前に

Case Study —臨床の現場から—

比べ喀痰吸引の負担は格段に軽減し、また患者本人が家族と目を合わせるようになり表情が穏やかになったと、高い満足度が得られました。また、血液生化学検査上も術前の血清アルブミン値が1.8g/dLであったのに対し、退院時は2.3g/dLまで改善し、慢性的な下気道の炎症の消失が栄養状態の改善につながりました。

術後2年が経過した現在もカニューレフリーの状態（図1）で、ジュースなどの経口摂取を維持しながら在宅療養を継続しています。現在の家族の心境を伺ったところ、「夜間に何度も起きて気管孔から吸引する介助者を見学し、自分には無理だと思っていた。うちは声門閉鎖術を受けて夜間に吸引で起きることはほとんどなく、本当によかったと思う」とおっしゃっていました。

【ポイント】

パーキンソン症候群では、嚥下障害の進行による誤嚥性肺炎の反復や、声帯運動障害など上気道狭窄による窒息のリスクが問題となります。通常、誤嚥と上気道狭窄が合併した場合は、気管切開を行いますが、気管切開後は、経口摂取は困難であり、また、唾液誤嚥のため頻回に吸引する必要があります。

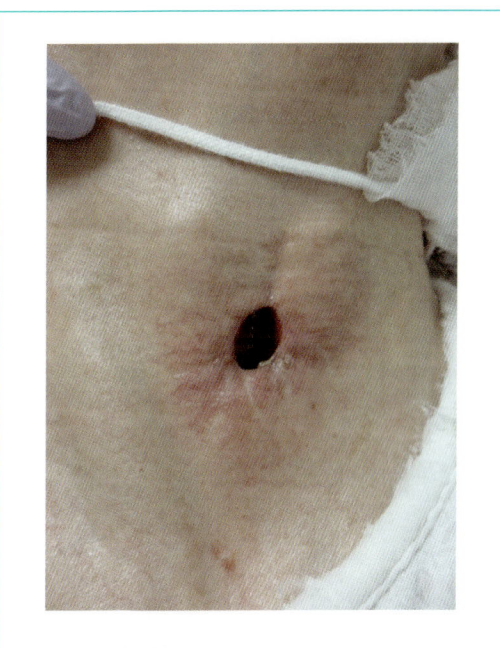

図1 声門閉鎖術後の永久気管孔
この手術では、カニューレを挿入しなくても、気管孔が塞がることなく管理できる

ここまで病状が進行している患者では、音声言語によるコミュニケーションが困難である場合が多いことから、誤嚥防止術も選択肢の一つとなります。誤嚥防止術を行うことで誤嚥が消失し、吸引の頻度が減ると患者本人だけでなく介護者の身体的負担も軽減します。また、本例のように全身状態が改善し、経口摂取の楽しみを回復することができる場合があります。

（木村百合香）

本書に登場するおもな疾患名と英文表記

アルツハイマー病（Alzheimer's disease）

オリーブ橋小脳萎縮症（OPCA：olivopontocerebellar atrophy）

筋萎縮性側索硬化症（ALS：amyotrophic lateral sclerosis）

進行性核上性麻痺（PSP：progressive supranuclear palsy）

シャイ・ドレーガー症候群（SDS：Shy-Drager syndrome）

睡眠時無呼吸症候群（SAS：sleep apnea syndrome）

脊髄小脳変性症（SCD：spinocerebeller degeneration）

線条体黒質変性症（SND：striatonigral degeneration）

前頭側頭型認知症（FTD：frontotemporal dementia）

大脳皮質基底核変性症（CBD：corticobasal degeneration）

多系統萎縮症（MSA：multiple system atrophy）

認知症を伴うパーキンソン病（PDD：Parkinson's disease with dementia）

パーキンソン病（PD：Parkinson's disease）

ピック病（Pick's disease）

レビー小体型認知症（DLB：dementia with Lewy bodies）

レビー小体病（Lewy body disease）

レム睡眠行動障害（RBD：REM behavior disorder）

索引

あ

αシヌクレイン	10、12、26、48、57
悪性症候群	50
アドヒアランス	68
アポモルヒネ皮下注	47、49、52
意識レベル	16、17、49、58、88、102
胃食道逆流	107、108、114
易転倒	18
胃瘻造設	108
── 前説明文書	109
咽喉頭異常感症	67
咽頭、喉頭の感覚障害	48
咽頭残留	42、78、81、95
咽頭期	34、35、36、47、60、66
── の問題	69、78、81
咽頭腔の拡張	42、48、101
うつ	11、50、52、66、100、118
永久気管孔	114、119
栄養障害	49、55、60、78、100、103、108
嚥下	
── 関連筋群	36、41、48
── 失行	58
── 障害質問票	64
── 神経機構	35
── 性失神	50
── 調整食分類2013	78
── 反射	35、36、41、47、48、50、54、59、60、69、91
嚥下造影検査	38、40
── 説明・同意書	39
お食事についてご留意いただきたいこと	83、84
オリーブ橋小脳萎縮症	26、60

か

開眼失行	19
咳嗽反射	36、54、57
改訂水飲みテスト	66
カロリー	81、110
簡易懸濁	69、109
眼球運動障害	19、23、55
観念運動失行	22
観念失行	22
義歯	76、88、103、105、111
嗅覚障害	11
臼磨運動	72、88
起立性低血圧	12、17、28、30、50、61、102、110
筋強剛	10、11、19、22、28、50、52、103
首下がり	29、42、48、68
訓練法のまとめ（改訂2010）	93
頸椎	42、94、95
頸部	
── 回旋	89、95
── 屈曲位	89、94、103
── 後屈	19、54、89、103、118
── 伸展位	42、48、68、94
── 前屈	29、75、89
── 聴診法	90
幻覚	15、49、108
抗うつ薬	21、50
構音障害	19、23、28、56、73、74、75
口腔送り込み期	34、35、36、47、68、78、81、89
── の障害	44、58、60、100、103、118
口腔乾燥	105、111
口腔顔面失行	22
口腔ケア	102、105
口腔準備期	34、35、47、60、78、81、89
口腔内残留	45、53、103
交互嚥下	42、89、95
咬合	36、72、111
抗精神病薬	16、50
咬断運動	72、88
咬頭嵌合位	72
喉頭気管分離術	30、115
喉頭侵入	40
喉頭全摘術	114
喉頭軟化症	29、30
喉頭閉鎖術	115
抗パーキンソン病薬	14
抗不安薬	50
誤嚥	38、40、50、54、57、60、64、66、75、78、81、89、93、100、102、108、114
誤嚥性肺炎	19、30、40、46、49、56、58、60、64、78、93、100、108、114、118
誤嚥防止術	30、56、61、114、118
── 適応基準	115
根面齲蝕	76、104

121

さ

- 在宅療養・・・・・・・・・・・・・・・56、102、119
- サブスタンスP・・・・・・・・・・・・・・・36、57
- 酸素飽和度・・・・・・・・・・・・・・・89、102
- 死因・・・・・・・・・20、30、46、54、100、101、114
- 歯科・・・・・・・・・・・・・・・72、88、104
- 歯牙酸触症・・・・・・・・・・・・・・・107
- 嗜銀性封入体・・・・・・・・・・・・・・・26
- 指示嚥下・・・・・・・・・・・・・・・34
- ジスキネジア・・・・・・・・15、25、49、50、68、76
- ジストニア・・・・・・・・・・・・・・・22、29
- 姿勢・・・・・・・・・・9、17、42、68、75、88、89、94、102、107、112
  - ―― 異常・・・・・・・・・・・・・・・48、103
  - ―― 調整・・・・・・・・・・・・・・・82、93
  - ―― 反射障害・・・・・・・・・10、18、23、28
- 肢節運動失行・・・・・・・・・・・・・・・22
- 舌の運動障害・・・・・・・・・・・・・・・75
- シヌクレイノパチー・・・・・・・・・・・・12、26
- シャイ・ドレーガー症候群・・・・・・・・・・26
- 自由嚥下・・・・・・・・・・・・・・・60
- 純粋無動症・・・・・・・・・・・・・・・20
- 床義歯・・・・・・・・・・・・・・・77
- 小字症・・・・・・・・・・・・・・・11
- 小脳性運動失調・・・・・・・・26、28、60、61
- 食形態・・・・・・・・・・・60、78、88、90、102
  - ―― 調整・・・・・・・・38、56、61、78、93、111
- 食事・・・・・・12、19、47、50、52、56、58、60、64、70、78、81、86、88、92、103
  - ―― 時間・・・・・・・・・・58、81、82、90、103
  - ―― 指導書・・・・・・・・・・・・83、84
  - ―― 性低血圧・・・・・・・・・・12、17、50
  - ―― 摂取量・・・・・・・・・・・49、60、78、81
  - ―― 評価表・・・・・・・・・・・・・・86、88
- 食道期・・・・・・・・・・・・34、35、36、69
- 食道入口部・・・・34、36、42、43、48、94、95、96、116
- 自律神経障害・・・・・・・・・11、16、26、28、50
  - ―― 治療法・・・・・・・・・・・・・・・30
- 神経変性疾患・・・・・・・・・・・・・・・8
- 進行性核上性麻痺・・・・・・18、41、42、44、54、73、89、100、117
- 振戦・・・・・・・・・・10、19、22、28、46、51、68
- 診断基準
  - 進行性核上性麻痺・・・・・・・・・・・18
  - 大脳皮質基底核変性・・・・・・・・・・23
  - 多系統萎縮症・・・・・・・・・・・・・27
  - パーキンソン病・・・・・・・・・・・・12
  - レビー小体型認知症・・・・・・・・・・17

錐体外路症状・・・・22、44、47、58、60、64、72、75、103
錐体路徴候・・・・・・・・・・・・・・・29
睡眠時無呼吸症候群・・・・・・・・・・・11、75
スクリーニング・・・・・・・・・・・・・57、64
性格変化・・・・・・・・・・・・・・・19
生活の質・・・・・・・・・・・・11、83、114
精神症状・・・・・・・・・・・・・・・11、49
声帯
  ―― 外転障害・・・・・・・・・29、61、116、118
  ―― 内転訓練・・・・・・・・・・・・・・・93
声門閉鎖術・・・・・・・・・・・・30、116、118
咳テスト・・・・・・・・・・・・・・・57
摂食嚥下リハビリテーション・・・・・・・・・92
摂食動作・・・・・・・・・50、54、60、86、89、100
舌苔・・・・・・・・・・・・・・・103
  ―― 除去方法・・・・・・・・・・・・・・・104
線条体黒質変性症・・・・・・・・・・・・・26
前頭側頭型認知症・・・・・・・・・・・・・22
前頭葉機能障害・・・・・・・・・・19、54、89
咀嚼・・・・・・41、42、44、50、54、58、101、103、111
  ―― 運動・・・・・・・・・・53、60、72、75、88
  ―― 嚥下・・・・・・・・・・・・・・・34、36
  ―― サイクル・・・・・・・・・・・・・・・72
  ―― 能力・・・・・・・・・・・・・・・78、88
  ―― 力判定ガム®・・・・・・・・・・・・・・・73

た

- 第一期輸送・・・・・・・・・・・・・・・36、73
- 体重減少・・・・・・・・・・25、49、54、60、64、100
- 代償法・・・・・・・・・・・・・89、93、108、114
- 第二期輸送・・・・・・・・・・・36、53、59、78
- 大脳皮質基底核変性症・・・・20、22、44、58、74、92、117、118
- 大脳皮質症状・・・・・・・・・・・・・・・22
- タウオパチー・・・・・・・・・・・・・・・21、24
- 唾液・・・・・・・・・・・30、46、48、54、58、65、69
  - ―― 誤嚥・・・・・・・・・・・108、114、117
  - ―― 貯留・・・・・・・・・・・・・・・103
  - ―― 分泌・・・・・・・・・・・・102、106、107
- 多系統萎縮症・・・26、41、42、44、60、66、75、89、90、92、100、102、116
- 他人の手徴候・・・・・・・・・・・・・・・22
- 窒息・・・・・30、42、43、50、56、58、70、78、82、89、95、100、111、116、118
- 着衣失行・・・・・・・・・・・・・・・22
- 中枢パターン発生器・・・・・・・・・・・35、48
- 頭部挙上訓練（シャキア法）・・・・・・・・・96
- 突然死・・・・・・・・・・・・・・・30、61、100

ドパミン・・・・・・・・・・・10、12、13、14、25、36、57
　　――受容体刺激薬・・・11、14、15、17、49、52、69、71
　　――トランスポータSPECT・・・・・・・・・・・・13、16
とろみ・・・・・41、52、56、61、69、71、78、91、93、95

な

日内変動・・・・・・・・・・・・・・・・・・・・49、50、52、112
日本摂食嚥下リハビリテーション学会
　　・・・・・・・・・・・・・・・・・・・・・38、66、78、88、93
認知機能・・・・・・・・・・・・・・・・・・・・・・・・・・88、92
　　――障害・・・・・8、18、19、20、22、23、55、73、119
認知症・・・・8、10、11、12、16、52、66、92、108、111
　　――を伴うパーキンソン病・・・・・・・・12、93、110
脳深部刺激療法・・・・・・・・・・・・・・・・・・・・・15、51

は

パーキンソニズム・・・・・・・10、19、22、26、28、47、
　　　　　　　　　　　　　　　　52、54、102、104
パーキンソン病・・・10、40、42、43、44、46、52、57、64、
　　　　　　　　　　66、67、70、73、76、89、90、93、96、
　　　　　　　　　　100、103、108、110、112、117
　　――治療薬・・・・・・・・・・・・・・・・・・・・・・・・・14
バイオフィードバック・・・・・・・・・・・・・・・・・・・93
ハチドリ徴候・・・・・・・・・・・・・・・・・・・・・・・・・20
バルーン法・・・・・・・・・・・・・・・・・・・・・・・・・・・95
反復唾液嚥下テスト・・・・・・・・・・・・・・・・・・・・66
非運動症状・・・・・・・・・・・・・・・・・・・・・・・・・・・11
非侵襲的陽圧換気・・・・・・・・・・・・・・・・・・30、106
非定型抗精神病薬・・・・・・・・・・・・・・・・・・・16、50
一口量・・・・・・・・・・・・・・・・・・・・・・・・・・・78、89
非麦角系ドパミン受容体刺激薬・・・・・・・・・11、49
表面筋電図・・・・・・・・・・・・・・・・・・・・・・・・・・・73
微量元素・・・・・・・・・・・・・・・・・・・・・・・・・・・110
不顕性誤嚥・・・・・・・・・・・・・・・・・・40、47、57、89
不随意運動・・・・・・・・・・・・・・・15、50、76、108
負のスパイラル・・・・・・・・・・・・・・・・・・・・・・・49
プラークコントロール・・・・・・・・・・・・・・・・・104
プロセスモデル・・・・・・・・・・・・・・・・・・・・・・・34
粉砕できない薬剤・・・・・・・・・・・・・・・・・・・・109
ペーシング・・・・・・・・・・・・・・・・・・・・・・・・・・56
訪問診療・・・・・・・・・・・・・・・・・・・・・・・・・・・102
保湿剤・・・・・・・・・・・・・・・・・・・・・・・・・・・・・106

ま

無意識の嚥下・・・・・・・・・・・・・・・・・・・・・42、46
無動・・・・・・・・・・・・・・・・・・・・・・・・・・・・10、50
　　――寡動・・・・・・・・・・・・・11、47、54、60、66、93
命令嚥下・・・・・・・・・・・・・・・・・・・・・・・・・34、60

模擬食品・・・・・・・・・・・・・・・・・・・・・・・・・・・・38

や～ら

山本式総義歯咀嚼能率判定表・・・・・・・・・・・・111
横向き嚥下・・・・・・・・・・・・・・・・・・・・・・・・・・95
4期モデル・・・・・・・・・・・・・・・・・・・・・・・・・・・34
リーシルバーマン音声治療・・・・・・・・・・・・・・93
リハビリテーション・・・・・8、12、16、21、25、29、92
流涎・・・・・・・・・・・・・・・・・・・・46、70、73、75、103
輪状咽頭筋切断術・・・・・・・・・・・・・・・・・・44、48
レビー小体型認知症・・・・10、16、42、43、45、46、49、
　　　　　　　　　　　　57、66、92、94、100
レビー小体病・・・・10、42、44、46、67、68、102、110
レム睡眠行動障害・・・・・・・・・・・・・・・・12、17、29
ロチゴチン貼付剤・・・・・・・・・・・・・・・・14、47、71

A～L

alien hand・・・・・・・・・・・・・・・・・・・・・・・・・・・22
astrocytic plaque・・・・・・・・・・・・・・・・・・・・・24
α-synuclein・・・・・・・・・・・・・・・・10、12、26、48、57
corticobasal syndrome・・・・・・・・・・・・・・・・・22
CPG：central pattern generator・・・・・・・・35、48
DBS：deep brain stimulation・・・・・・・・・・15、51
delayed-on現象・・・・・・・・・・・・・・・・・・・・・・・70
floppy epiglottis・・・・・・・・・・・・・・・・・・・・・・29
GCI：glial cytoplasmic inclusion・・・・・・・・・・26
Hoehn & Yahr重症度分類・・・・・・・・・・・・・11、13
hummingbird sign・・・・・・・・・・・・・・・・・・・・20
L-dopa・・・・・・・・・・13、14、17、46、50、52、71、104
　　――test・・・・・・・・・・・・・・・・・・・・・・・25、112
　　――血中濃度・・・・・・・・・・・・・・・・15、25、112
LSVT® LOUD・・・・・・・・・・・・・・・・・・・・・・・・93

M～W

MWST：modified water swallow test・・・・・・66
no-on現象・・・・・・・・・・・・・・・・・・・・・・・・・・・70
NPPV：noninvasive positive pressure ventilation
　　・・・・・・・・・・・・・・・・・・・・・・・・・・・・30、106
premotor symptom・・・・・・・・・・・・・・・・・・・12
RSST：repetitive saliva swallowing test・・・・・66
SDQ：Swallowing Disturbances Questionnaire・・・・64
SpO_2・・・・・・・・・・・・・・・・・・・・・・・・・・・89、102
synucleinopathy・・・・・・・・・・・・・・・・・・・12、26
tufted astrocyte・・・・・・・・・・・・・・・・・・・・・・21
VF：videofluoroscopic examination of swallowing
　　・・・・・・・・・・・・・・・・・・・・・・・・・・・・・38、40
wearing-off現象・・・・・・・・・・・・・15、25、49、52、70

こうしよう！パーキンソン症候群の摂食嚥下障害

2014年10月15日　第1版　第1刷発行

定　価	本体 3,200円（税別）
編著者	山本　敏之　村田　美穂
発行者	高原　まゆみ
発行所	アルタ出版株式会社
	http://www.ar-pb.com
	〒151-0063 東京都渋谷区富ヶ谷 2-2-5
	ネオーバビル 402
	TEL 03-5790-8600　FAX 03-5790-8606

ISBN978-4-901694-74-2　C3047

JCOPY <(社)出版者著作権管理機構委託出版物>

本書の無断複製（コピー）は著作権法上での例外を除き禁じられています。複写される場合は，そのつど事前に(社)出版者著作権管理機構（電話 03-3513-6969／FAX 03-3513-6979／e-mail：info@jcopy.or.jp）の許諾を得てください。